L'albero è casa per numerosi esseri viventi, che vi abitano a lungo o che sono di passaggio. È nutrimento, è vita, è sempre in crescita, in continua evoluzione. Costantemente pronto a far nascere, sviluppare e maturare le proprie foglie, i fiori e i frutti. Altrettanto pronto a lasciarli andare quando giunge il momento.

La collana ospita testi frutto dell'esperienze sul campo di professionisti che sono stati alberi per una moltitudine di esseri umani in evoluzione.

Cecilia Moreschi

Logoteatroterapia

Il teatro per le disabilità della comunicazione

WriteUp

ISBN 978-88-85629-91-2

www.writeupbooks.com
info@writeupsite.com

via Michele di Lando, 106 — Roma

I edizione: ottobre 2020

La Logoteatroterapia nasce dall'incontro e dal confronto di diverse discipline che hanno un comune denominatore: la persona e la sua insopprimibile, effervescente, dirompente necessità di comunicare.

Nasce dal connubio di venticinque anni di impegno nel settore del teatro educativo, degli studi di teatro, della *clownerie* e della teatroterapia, e l'esperienza più che ventennale condotta dalla sottoscritta all'interno del Centro di Audiofonologopedia di Roma.

Il Centro svolge dal 1975 un'intensa e diversificata attività nell'ambito della fisiopatologia del linguaggio e della comunicazione, dedicando una particolare attenzione ai disturbi della comunicazione verbale, dell'apprendimento, dell'acquisizione e del mantenimento dell'organizzazione spazio-temporale.

Il Centro di Audiofonologopedia ha sempre posto massima fiducia nella teatroterapia e nella musicoterapia. Una delle metodologie utilizzate, e insegnata al Corso di Laurea in Logopedia dell'università La Sapienza da Giorgia Salemi, è il Metodo Verbo–Tonale. L'ideatore del metodo, Petar Guberina[1], credeva fermamente nell'efficacia della drammatizzazione per facilitare la spontanea acquisizione e la produzione del linguaggio nel bambino ipoacusico.

La Logoteatroterapia è un percorso esperienziale, ispirato dall'applicazione sul campo con centinaia di bambini, ragazzi e adulti con i quali ho avuto la fortuna di lavorare. Grazie al prezioso supporto e al sempre proficuo dialogo con il personale del Centro (dai medici ai logopedisti, dalle psicologhe alle psicomotriciste e alle musicoterapiste), la disciplina ha cercato sempre più di conseguire gli obiettivi linguistici e comunicativi di ciascun paziente, ampliando

1 Petar Guberina è nato nel 1913 a Sibinek, in Dalmazia, ed è stato professore all'Università di Zagabria, dove ha condotto numerose ricerche sulla linguistica, sviluppando il Metodo Verbo-Tonale, conosciuto in tutto il mondo. Il Metodo si basa sull'intuizione che tutto il corpo è in grado di ricevere e comunicare stimoli sonori e che, con l'ausilio di musica e teatro, sia protagonista nell'evoluzione del linguaggio. Guberina è morto nel 2005 a Zagabria.

il proprio spazio d'azione successivamente anche a gruppi-classe all'interno della scuola, ad associazioni e laboratori che operano con il teatro educativo e la teatroterapia, o a giovani attori da essa incuriositi.

Nella Logoteatroterapia il teatro è al servizio dell'individuo. L'arte scenica viene utilizzata come mezzo e non come fine. Protagonisti indiscussi di questo lavoro sono stati e sempre saranno i bambini, i ragazzi e gli adulti che vi hanno partecipato.

Il teatro è qualcosa di estremamente pratico, qualcosa che si fa insieme. Pertanto questo testo è corredato solo in piccola parte da quelle nozioni teoriche, pur importanti, che sono le fondamenta della disciplina. Vuole principalmente essere il racconto di una meravigliosa esperienza e fornire suggerimenti concreti per chiunque abbia il desiderio di riprodurla, in qualsivoglia contesto si trovi a operare.

Per tale motivo in ogni capitolo appaiono stralci del mio personale *Diario di laboratorio*. Ho voluto inserirne dei brani con la speranza che il racconto degli accadimenti concreti in fase laboratoriale fosse funzionale a comprendere sempre meglio come attuare i giochi e gli esercizi proposti. I nomi dei protagonisti sono ovviamente di fantasia.

L'inconsapevole funzione terapeutica del teatro e della rappresentazione

La storia del teatro è costellata di occasioni in cui l'arte scenica è stata usata con modalità o finalità terapeutiche, il più delle volte senza che né l'attore e tanto meno il pubblico ne fossero consapevoli.

Oltre a offrire allo spettatore la grande bellezza, la ricchezza e il talento di attori, opere, drammaturghi e registi, la rappresentazione ha sempre avuto anche finalità terapeutiche. Il teatro ha sempre saputo "leggere" la propria contemporaneità e tradurla in azione scenica, assumendosi di conseguenza la responsabilità di essere strumento che svela e rivela, cura, sublima, istruisce, educa.

Proviamo quindi a ripercorrere la storia del teatro individuando alcuni degli esempi più eclatanti in cui la rappresentazione inconsapevolmente "curava" la società, il popolo o il singolo individuo.

La storia del teatro nell'antica Grecia, che si svolge essenzialmente nella città di Atene, comincia verso la fine del IV secolo a.C., quando il tiranno Pisistrato autorizza una gara per la rappresentazione di drammi tragici come parte integrante delle feste in onore di Dioniso e, sembra, anche per distrarre il popolo dall'eccessiva asprezza del suo governo.

La struttura del teatro greco, con i suoi rituali, ritmi e coro, ospita di certo un evento teatroterapeutico di massa in un luogo in cui guardare senza prendere parte, ma non per questo senza esserne intimamente coinvolti. Lo spettatore partecipa innanzitutto alla visione delle tragedie, in cui egli vede e ritrova come in uno specchio le proprie emozioni più profonde, nascoste e biasimevoli. Quindi l'evento si conclude con una commedia che parla di amore, sesso, satira politica, nella quale il riso può finalmente sfociare a crepapelle permettendo la catarsi, ovvero la liberazione dai "mostri".

Lo stesso accadrà di lì a poco nel vicino Impero Romano. Qui si costruiscono teatri immensi, basti pensare al Circo Massimo e al Colosseo, che danno corpo al sentimento di grandezza dell'impero e in cui i romani, tra l'altro, possono sublimare i propri istinti maggiormente aggressivi tramite i ludi scenici.

Passando direttamente al medioevo, la *Festa dei Folli* costituisce un evento degno d'attenzione. Non si tratta di una rappresentazione vera e propria, ma di una forma di intrattenimento con costumi, ruoli e personaggi. Era celebrata nell'unico giorno dell'anno in cui il popolo diventava sovrano: poteva prendere in giro i potenti e i prelati senza incorrere in sanzioni di alcun tipo, costruiva e indossava maschere di animali o mostri deformi, esaltando così la natura "bestiale" dell'uomo. Al termine il più povero o il più brutto della città era addirittura incoronato re, e per tutto il giorno onorato come tale. Persino bambini e ragazzi potevano partecipare, diventandone a volte protagonisti. Insomma, per un giorno il popolo viveva un rovesciamento di ruoli o, per dirla all'americana, partecipava a un *role-playing* certamente assai rozzo e primitivo, ma i cui risultati nulla avevano da invidiare alle moderne tecniche dramma terapeutiche sull'inversione dei ruoli, di cui Robert Landy[2] è uno dei maggiori esperti.

Parlando di ruoli fissi, di improvvisazione e mestiere, arriviamo inevitabilmente alla Commedia dell'Arte. È nata in Italia nel XVI secolo ed è rimasta popolare sino al XVIII. Non si trattava di un genere di rappresentazione teatrale, bensì di una diversa modalità di recitazione degli spettacoli. Le compagnie della Commedia dell'Arte giravano di piazza in piazza, di corte in corte, muovendosi su carrozzoni che contenevano anche scene e costumi. Le loro rappresentazioni non erano basate su testi scritti, ma su canovacci detti anche "scenari", grazie ai quali gli attori improvvisavano scene e dialoghi. In un primo periodo, le rappresentazioni furono tenute all'aperto, con una scenografia realizzata da pochi elementi. All'estero era conosciuta come "Commedia italiana".[3]

La definizione di "arte", che significava "mestiere", veniva identificata anche con altri nomi: commedia all'improvviso, commedia a braccio o commedia degli Zanni. Le compagnie erano girovaghe, potevano recitare tanto nelle piazze per il popolo, quanto nelle corti per i nobili. È qui che l'attore diventava un professionista, ed è

---

2 Robert Landy, professore di *Drammaterapia* e Teatro Educativo alla New York University, è uno dei maggiori diffusori della *Drammaterapia*. A lui si deve la *Tassonomia dei ruoli*, utilissimo strumento schematico di tutti i ruoli e i caratteri recitati nella letteratura teatrale, dal teatro classico a quello del Novecento.

3 Il film *Il Viaggio di Capitan Fracassa* del 1990 con Massimo Troisi, Remo Girone e Massimo Wertmuller, narra esattamente le avventure di una compagnia di comici dell'arte del Seicento.

qui che finalmente iniziarono a recitare anche le donne, fino a quel momento bandite dalle rappresentazioni. Prima di allora, le parti femminili erano interpretate da fanciulli o ragazzi.

Come già detto, la Commedia dell'Arte non aveva un testo né personaggi, ma canovacci e ruoli, anche detti "tipi fissi", i quali erano presenti più o meno allo stesso modo in tutte le compagnie. Gli attori partivano da un canovaccio, sulla base del quale improvvisavano il dialogo e l'azione. Ciascuno recitava sempre lo stesso ruolo, con l'identico costume e il nome che lo distingueva da personaggi simili presenti nelle altre compagnie.

Le categorie generali dei caratteri fissi potevano essere suddivise in innamorati, vecchi e servitori. Nondimeno, lo Zanni (il servo, furbo o sempliciotto) era l'elemento di maggiore rottura, visto che con i suoi lazzi e le burle interrompeva l'azione e scatenava la comicità. Spesso gli Zanni prendevano in giro i loro padroni, ne facevano il verso e ordivano scherzi dalle imprevedibili conseguenze. Gli spettatori provenienti dalle classi più povere ridevano a crepapelle, identificandosi in loro. Per un attimo avevano la possibilità di comportarsi allo stesso modo con i nobili e con i padroni che li maltrattavano, sui quali non sarebbero mai riusciti a rivalersi nella vita di tutti i giorni.

Il mito di una recitazione capace di rovesciare ogni aspetto usuale, dai cardini della società fino alle gerarchie di potere, si intreccerà strettamente con la visione della commedia all'improvviso, in grado renderla il *teatro del popolo*.

Contemporaneamente allo sviluppo della Commedia dell'Arte in Italia, nelle vicine Francia e Inghilterra si avvicendavano sulla scena drammaturghi del calibro di Pierre Corneille (1606-1684) e Ben Jonson (1572-1637), i quali vivevano in una società che consentiva sì l'esistenza dell'arte teatrale come divertimento e ammaestramento degli spettatori, ma di certo non potevano esserci dubbi sul tenore della ricompensa assegnata ai personaggi per la propria condotta. La commedia doveva infatti mettere in ridicolo ogni comportamento biasimevole, come la boria e l'ipocrisia; e la tragedia doveva mostrare le disastrose conseguenze del lasciarsi andare a passioni sfrenate e atti delittuosi. Il teatro era pertanto utilizzato come strumento educativo della società.

Che dire, invece, di William Shakespeare (1564-1616), il più grande drammaturgo di tutti i tempi? Le sue opere sono eterne, narrano questioni che riguardano la società del suo tempo e ma anche quella a venire. Moderno esempio di completo uomo di teatro (scrittore, attore, e in qualche modo regista, o come si diceva all'epoca *capocomico*), Shakespeare scrive e realizza spettacoli applauditi allo stesso modo dal popolo e dalla corte. Oltre ad averci regalato personaggi e testi di inarrivabile bellezza, ha anche il merito di aver contribuito profondamente alla costruzione dell'inglese moderno. Alcuni modi di dire da lui coniati resistono tutt'ora nel vocabolario anglosassone.

Eccoci pertanto di fronte a un'ulteriore funzione edificante del teatro: l'ampliamento e la divulgazione della lingua parlata.

Nel corso del 1660 Molière (Jean-Baptiste Poquelin, 1622-1673) si afferma come primo autore in Francia, portando nei suoi testi idee oggettivamente contemporanee. Il suo scopo era quello di mettere a nudo la borghesia del tempo, per smascherarne il marcio, l'ipocrisia e la malattia nascosta nel proprio intimo. È riuscito in questo intento facendosi anch'egli autore, attore e regista di un teatro che è solo apparentemente comico e che attraverso la burla si prende gioco della borghesia. La pone davanti a se stessa utilizzando la rappresentazione come uno specchio in cui mostrarle cos'è realmente. Opere come *L'avaro* o *Il tartufo* scandalizzarono enormemente la borghesia francese di fine XVII secolo, ma, secondo la critica moderna, ebbero il pregio di riuscire anche a curarla.

Torniamo ora in Italia, alla seconda metà del Settecento. La Commedia dell'Arte comincia a mostrare segni di stanchezza e ripetitività, ma la svolta è dietro l'angolo, allorché a Venezia un giovane, che il padre avrebbe voluto vedere avvocato, sceglie invece il mestiere di drammaturgo. Si tratta ovviamente di Carlo Goldoni (1707-1793), capace di offrire un autorevole e originale contributo a quella che successivamente fu definita la *riforma del teatro*. Utilizzando spesso gli stessi personaggi della Commedia dell'Arte, il celebre commediografo iniziò a scriverne le battute per esteso, creando commedie che rispecchiavano in modo vivace e con precisa e immediata naturalezza la vita quotidiana e i problemi della società del tempo.

Ogni opera di Goldoni contiene una propria morale, sottolineando nelle premesse il ruolo educativo dei caratteri. Il teatro trae dal mondo riferimenti, spunti, allusioni alla vita quotidiana. L'opera goldoniana rappresenta tutta la vita della Venezia e dell'Italia a lui contemporanea, in maniera realistica e ironica allo stesso tempo. Inoltre, passando continuamente dall'italiano al veneziano e viceversa, Goldoni usa il linguaggio come metro sociale, adattandolo alle situazioni in cui si trovano i personaggi delle sue opere. Dona al dialetto veneziano la dignità di un linguaggio concreto e autonomo, diversificato negli strati sociali dei personaggi che lo utilizzano.

Passiamo ora ad un altro drammaturgo proveniente dalla penisola scandinava. Nel 1879 il norvegese Henrik Ibsen (1828-1906) scrive *Casa di bambola*. La protagonista, Nora, all'interno del dramma si rende conto di essere stata sempre trattata dal padre e dal marito come una bambola senza cervello. Una volta raggiunta tale consapevolezza, le risulta impossibile continuare nella vita di sempre. Decide di fuggire abbandonando marito e figli, per essere semplicemente se stessa. Ibsen individua e rivela col suo lavoro una grande incoerenza tra gli autentici valori della vita e le norme comportamentali imposte dalla società. Il personaggio di Nora incarna la ribellione di una donna che aspira a essere considerata *individuo* al pari di chiunque altro.

In sole due settimane il testo della commedia fece il tutto esaurito nelle librerie in cui era in vendita. Le signore della borghesia norvegese videro lo spettacolo, ne lessero il testo, o almeno ne sentirono parlare. Sarebbe troppo lungo ricercare prove dell'effetto che Nora ebbe su di loro, ma di certo questo personaggio, per il solo fatto di esistere, operò una trasformazione dalla quale fu impossibile tornare indietro.

Il XIX secolo fu anche il periodo dei grandi compositori d'opera lirica, e Giuseppe Verdi (1813-1901) fu il fiore all'occhiello della musica italiana. Tuttavia, forse non tutti sanno che anch'egli, dopo la morte della moglie e dei due figli, e il fiasco di una sua opera buffa, era sprofondato nella depressione, tanto da affermare di non voler mai più comporre musica. Che indicibile perdita sarebbe stata per l'umanità, se Bartolomeo Merelli non gli avesse proposto il libretto appena scritto del *Nabucco*! Verdi lo divorò e ne fu preso talmente da comporre l'omonima opera in un tempo brevissimo. Riprese così a lavorare e a creare musica, sublimando e superando grazie a essa il dolore provato.

E arriviamo a Luigi Pirandello (1867-1936). Divenne celebre proprio per merito del teatro che definì "teatro dello specchio", poiché in esso può essere raffigurata la vita reale così com'è, priva della maschera dell'ipocrisia e delle convenienze sociali. Lo spettatore osserva se stesso come in uno specchio e, comprendendo la propria vera natura, può diventare migliore.

La critica lo indica come uno dei grandi drammaturghi del XX secolo. Verrà insignito nel 1934 del premio Nobel per la letteratura.

Pirandello ha scritto moltissime opere per il teatro, oltre a novelle e romanzi. Secondo la sua concezione, l'uomo del Novecento ha l'obbligo di accettare che l'immagine che aveva sempre coltivato di sé non corrisponde in realtà a quella che gli altri avevano di lui, e troverà sconfitta certa nella vana speranza di riottenere la propria verità. L'uomo moderno si accorge che la società lo ha intrappolato in una maschera, e sforzandosi di liberarsene prova disperazione, poiché in cuor suo già sa di non avere alcuna *chance* di vittoria. Egli resterà quel che gli altri credono che sia, isolandosi in una prigione d'angoscia che lo condurrà inesorabilmente a un esito tragico, ovvero alla follia o al suicidio.

Osservando l'umanità attraverso tali lenti, risulta inevitabile la consapevolezza di non possedere una compatta identità, bensì un mosaico composto da centomila tasselli, che ineluttabilmente porta all'arrendersi alla totale alienazione da se stessi e alla pazzia. Sono esemplari i personaggi dei drammi *Enrico IV, Sei personaggi in cerca d'autore, Il gioco delle parti* o *Così è se vi pare*, solo per ricordarne alcuni. Pirandello non intende comunicare solo alla società, ma desidera affrancare l'uomo dalle maschere e dai limiti che quella stessa società gli impone. Nella sua concezione il teatro, con la sua innata funzione di specchio, è l'unica via per offrire all'uomo tale salvifica possibilità.

Passiamo adesso all'esempio più significativo di uomo di teatro che intende quest'ultimo come un medicamento, ovvero una terapia, per le malattie del mondo. Mi riferisco ad Antonin Artaud (1896-1948), commediografo, attore, regista e scrittore francese.

Secondo Artaud il teatro in Occidente è stato colpevolmente confinato in un esiguo spazio di esperienze umane, riferendosi alla vita del singolo individuo piuttosto che a gruppi più allargati. Al contempo, gli aspetti principali dell'esistere si ritrovano persi nei meandri dell'inconscio, dove si celano le cause dell'odio, della violenza e degli istinti distruttivi. Il vero scopo del teatro è offrire un'esperienza paragonabile a quella dei riti religiosi, dove si assurge a una purificatrice comunione, ed è possibile liberare, portandoli alla luce, i sentimenti che di norma l'uomo manifesta in modi dannosi per se stesso e per i propri simili.

Artaud vede il mondo come un malato e il teatro è il rimedio per arrivare alla guarigione. Egli definiva il proprio un "teatro della crudeltà", perché per raggiungere il suo fine avrebbe dovuto costringere lo spettatore a guardare dentro di sé. Il suddetto spettatore poi, dopo aver assistito al processo in cui l'attore si immerge completamente dentro se stesso, avrebbe dovuto andarsene al termine dello spettacolo spossato, coinvolto e trasformato. Per ottenere questo risultato, Artaud desiderava abbandonare il solito teatro e sostituirlo con vecchi spazi industriali o *hangar* di aerei; non voleva alcuna scenografia, ma fantocci, costumi rituali, oggetti di stranissime forme; inoltre aveva bisogno di violenti fasci di luce che cambiassero di colore e improvvisamente tornassero al bianco, oltre alla presenza di suoni acuti, o comunque effetti sonori dissonanti con sbalzi di volume. Trattava la stessa voce umana come uno strumento per esprimere tonalità, modulazioni, armonie o dissonanze. Insomma, il suo intento era aggredire il pubblico tanto da romperne le resistenze e purificarlo, ricorrendo a un linguaggio che si rivolgeva direttamente ai sensi. Superfluo dire quanto ai suoi tempi tali teorie fossero ostracizzate.

In Germania Bertold Brecht (1898-1956), che fu drammaturgo, scrittore e teorico, influenzò il teatro dell'epoca tramite la teoria del "teatro epico", secondo cui lo spettatore non doveva immedesimarsi nella rappresentazione, ma era invitato a mantenere una distanza critica per riflettere su quello che vedeva in scena.

Canzoni, elementi parodistici e una sceneggiatura molto ben studiata dovevano creare un effetto di straniamento, un distacco critico. Lo spettatore doveva imparare qualcosa, e una volta uscito dal teatro, riflettere e discutere con gli altri spettatori su ciò che aveva veduto.

Il teatro di Brecht offre una grande varietà di storie e casi umani, oltre a rivisitazioni di drammi storici che ancora oggi sanno incantare il pubblico per la loro arguzia, modernità e impostazione scenica.

Totò, nome d'arte di Antonio Griffo Focas Flavio Angelo Ducas Comneno Porfirogenito Gagliardi De Curtis di Bisanzio, più semplicemente Antonio De Curtis, nasce il 15 febbraio 1898 al Rione Sanità, quartiere popolare di Napoli e morirà a Roma il 15 aprile del 1967. Tutti noi lo ricordiamo per l'intensa, spassosa e brillante carriera cinematografica, ma forse in pochi sanno che il teatro fu il suo primo amore, e i palcoscenici di Roma casa sua. Certo, il periodo è particolarissimo: Totò recita durante l'avvento del fascismo e la seconda Guerra Mondiale.

Il suo genere era la *rivista*, una *performance* teatrale sorta a Parigi e dal carattere esclusivamente satirico, presentata sotto forma di azioni sceniche ricche di allusioni e di accenni piccanti. Naturalmente la ferrea censura del fascismo era attentissima a qualsiasi battuta ambigua o negativa intorno al Governo di Mussolini.

Totò debuttò al teatro Quattro Fontane di Roma insieme a Mario Castellani (1906-1978), da quel momento la sua "spalla" ideale, e Anna Magnani (1908-1973), con i quali instaurò un solido rapporto artistico e umano. Magnani fu probabilmente l'unica interprete femminile in grado di misurarsi con la recitazione di Totò.

Nel maggio del 1944, la rivista *Che ti sei messo in testa*, che avrebbe dovuto chiamarsi *Che si son messi in testa?*, un chiaro accenno ai tedeschi occupanti, creò numerosi problemi al comico napoletano. Dopo le prime rappresentazioni al Teatro Valle di Roma, Totò venne dapprima intimorito con una bomba all'entrata dal teatro, poi denunciato alla polizia, assieme ai fratelli De Filippo.

Il 26 giugno riprese a recitare. Tornò al Teatro Valle con la Magnani nella nuova rivista *Con un palmo di naso*, in cui diede libero sfogo alla sua satira impersonando il Duce sotto i panni di Pinocchio, e Hitler, che dissacrò ulteriormente dopo l'attentato del 20 luglio 1944[4]. Hitler era rappresentato in un atteggiamento ridicolo, con un braccio ingessato e i baffetti che gli facevano il solletico. Sembra che tale imitazione abbia mandato l'intera platea in estasi.

Ma leggiamo proprio le parole di Totò sullo spettacolo:

> Io odio i capi, odio le dittature... Durante la guerra rischiai guai seri perché in teatro feci una feroce parodia di Hitler. Non me ne sono mai pentito perché il ridicolo era l'unico mezzo a mia disposizione per contestare quel mostro. Grazie a me, per una sera almeno, la gente rise di lui. Gli feci un gran dispetto, perché il potere odia le risate, se ne sente sminuito[5].

Erano gli anni '40. Leonardo Spina[6] non era ancora nato, e nessuno in Italia aveva ancora posto le basi teoriche della comicoterapia.

---

4 L'attentato del 20 luglio 1944 fu il tentativo di assassinare Hitler. Organizzato da alcuni politici e militari tedeschi, avvenne nel quartier generale del Führer ma l'ordigno esplosivo riuscì solo a ferirlo lievemente.

5 Matilde Amorosi, Alessandro Ferraù (a cura di), *Totò. Siamo uomini o caporali? Diario semiserio di Antonio de Curtis*, Roma, Newton & Compton, 1993.

6 Leonardo Spina (1955-) attore e clown, pioniere della *gelotologia*, ovvero la scienza del ridere. Fondatore della federazione Ridere per Vivere, formatore di centinaia di clown dottori, è il primo esponente in Italia della comicoterapia.

La rivista di Totò e Anna Magnani (giusto per citare due grandissimi, visto che i teatri erano colmi di comici eccellenti) concedeva un attimo di tregua al popolo italiano. Fuori c'erano le bombe, i nazifascisti, la fame, la paura. Dentro al teatro le luci, le musiche, belle ragazze che ballano e attori come mai più ce ne saranno che fingono d'innamorarsene e d'esserne respinti, che giocano col pubblico e inscenano *gag* esilaranti, il più delle volte improvvisate. La rivista crea un paradiso, apre una parentesi, offre un attimo di respiro agli orrori che accadono un metro più in là e regalano l'illusione che si potrebbe anche vivere così. E con lo spettacolo in cui prendeva in giro Hitler, Totò aveva esattamente praticato un'inconsapevole seduta di comicoterapia sui fortunati spettatori che quella sera erano in sala.

Negli anni '50-'60 l'azione teatrale di Dario Fo (1926-2016), insieme alla compagna di vita e di scena Franca Rame (1929-2013) subisce i colpi della ottusa mannaia della censura, ma ciò non impedisce alla fertile vena creativa e intelligentemente spudorata dell'artista di esprimersi, con un notevole impatto sulla cultura politica e sociale del tempo. Grazie a una profonda conoscenza della sopracitata Commedia dell'Arte, Fo mescola nei suoi spettacoli contenuti propri del teatro medievale e giullaresco con la satira e l'impegno politico. Ma forse la frase che più rappresenta il suo lavoro e i i suoi ideali è la motivazione all'assegnazione del Premio Nobel nel 1997: "...Seguendo la tradizione dei giullari medievali, dileggia il potere restituendo la dignità agli oppressi."

Vorrei terminare questo breve *excursus* con una piccola incursione cinematografica, citando un altro grandissimo comico d'oltreoceano: Woody Allen (1935-).

In uno dei suoi film migliori, a mio parere, *Hannah e le sue sorelle*, Allen interpreta un simpaticissimo produttore televisivo ipocondriaco, la cui paura di gravi malattie lo porta a isolarsi sempre più, a lasciare il lavoro, e addirittura meditare il suicidio. A quel punto della sua vita, per puro caso, entra in un cinema dove proiettano una vecchia pellicola in bianco e nero dei fratelli Marx[7]. Il personaggio inizia a ridere. E si distende. E tutte le sue paure, poco a poco, gli sembrano più piccole, più gestibili. Non sono più queste ultime a dominarlo. Lentamente riesce a riprendere il controllo di sé. Certo,

7 I cinque fratelli Marx sono stati attori comici di *vaudeville* e cinema statunitense, di origine ebraica. Il loro umorismo sferzante e sopra righe era sempre rivolto al cittadino medio, nel tentativo di liberarlo da rigide e tronfie costrizioni imposte dalla società.

resta l'incertezza del presente, della vita, l'ineluttabilità della morte, ma forse, nel frattempo, si potrebbe anche ricominciare a vivere. Dopo qualche mese incontrerà la sorella minore di Hannah, sua ex moglie, e la sposerà. Il film è uno dei pochissimi del celebre attore regista col lieto fine. E tutto grazie a una risata.

Il teatro come terapia

È innegabile e ampiamente documentata la potenza e la validità del teatro nei vari contesti di cura, come case-famiglia, carceri[8], centri d'accoglienza, ospedali, comunità di recupero, case di riposo, comunità psichiatriche, consultori e centri di riabilitazione. Questa sua diffusione nei contesti sopracitati si deve ad autorevoli e innovative teorie, nate dopo anni di esperienza sul campo.

Il Novecento è il secolo di grandi cambiamenti nell'arte scenica, quello in cui nasce e acquista sempre più importanza il concetto di regia, e in cui l'arte dell'attore si allontana dagli artefatti borghesi per divenire densa di verità e credibilità[9].

Il Novecento è anche il secolo in cui da più parti, e da una pluralità di professionisti, arriva l'intuizione che il teatro possa essere utilizzato come cura, ovvero come terapia.

Di conseguenza ora la potenza del teatro viene utilizzata come pungolo sociale, come attività politica[10], e quale strumento di cura psichiatrica.

Vediamo brevemente in che modo.

Lo psicodramma deve la propria realizzazione allo psichiatra austriaco Jacob Levi Moreno (1889-1974). Ideato nella Vienna degli

8 A tal proposito consiglio la visione del film *Cesare deve morire* dei Fratelli Taviani (2012), tra l'altro recitato con una moltitudine di dialetti diversi.

9 "Non ci credo!" era la frase che spesso Stanislavskij rivolgeva agli attori della sua compagnia quando non erano entrati pienamente nel personaggio. Lo spettatore deve credere a ciò che vede, anche se sa perfettamente che è tutto finzione.

10 Una per tutte, l'esperienza del Living Theatre in America, ad opera di Julian Beck (1925-1985) e Judith Malina (1926-2015), attivo per circa un ventennio. Nei loro spettacoli venivano trattati temi come la pace, l'abolizione della pena di morte, il razzismo.

anni Venti, troverà poi in America (dove Moreno emigrò) il suo massimo sviluppo.

Lo psicodramma è una forma di psicoterapia che si svolge in gruppo e che attinge largamente al teatro per esplorare e dar voce a sentimenti, ricordi e pulsioni inespresse. Il paziente viene guidato dallo psicoterapeuta a mettere in scena un evento, un ricordo, una dinamica irrisolta, tramite l'aiuto degli altri pazienti che assumono la funzione di doppio del protagonista, o di "io ausiliari", ovvero degli altri personaggi della sua vita. Ciascun paziente che partecipa alla seduta trae beneficio dalla terapia, in quanto il più delle volte si rispecchia nel vissuto del protagonista.

Lo psicodramma quindi utilizza le tecniche e il *setting* teatrale, ma è una forma di psicoterapia. Infatti può essere utilizzato solo da uno psicoterapeuta che sia a sua volta anche psicodrammatista.

È proprio di uno psicodrammatista statunitense la messa a punto del Playback Theatre, che risale agli anni Settanta. Jonathan Fox fonda la propria esperienza sulle intuizioni moreniane relative alla spontaneità e all'improvvisazione, integrandole alle storie personali che divengono inevitabilmente storie comunitarie. Le compagnie di Playback sono specializzate nel mettere in scena, sempre improvvisando, le storie che vengono raccontate loro dal pubblico al momento stesso della *performance*. Spesso si tratta di un pubblico appartenente a comunità, scuole, carceri, gruppi di ascolto, genitori di adolescenti problematici, case-famiglia o centri di ritrovo per anziani e così via. Il conduttore, una sorta di regista in scena, dirige la *performance* realizzata all'improvviso da attori e musicisti, che seguono tecniche ben precise.

La *performance* di Playback favorisce lo sviluppo di un sentimento di comunità nel pubblico che narra e ascolta, rispecchiandosi e ritrovandosi nelle storie di ciascuno.

Il Teatro dell'Oppresso è un'esperienza teatrale che trae ispirazione dalle teorie brechtiane. Fu ideato dal regista brasiliano Augusto Boal (1931-2009), il quale vedeva il teatro come strumento per la presa di coscienza e il successivo cambiamento di tutti coloro che si trovino in situazioni di oppressione lavorativa o sociale. Nel suo sviluppo europeo è stato in larga parte utilizzato per lavorare sui conflitti personali, in aggiunta a quelli di classe e alla lotta operaia. Infatti, come ebbe a dire Boal, spesso gli oppressori sono nella testa delle persone, e li fanno soffrire esattamente quanto le violenze esterne. Nel teatro dell'Oppresso, le tecniche elaborate da Boal mirano a individuare questi oppressori interni e a renderli visibili a tutti, affinché il protagonista possa affrontarli teatralmente prendendone le misure e anche qui essere d'esempio e fonte di rispecchiamento per il pubblico.

Si differenzia dalle esperienze sopra citate la Drammaterapia, che non ha un unico ideatore o una precisa teoria di riferimento. La Drammaterapia, nata dalle esperienze di teatro educativo in Inghilterra e negli Stati Uniti dagli anni '50 in poi, si è sviluppata grazie ad alcuni attori e registi che sperimentavano sul campo la potenza dell'arte scenica come "strumento che cura" le classi sociali più disagiate.

Il primo a utilizzare il termine "drammaterapia" fu Peter Slade (1912-2004) in una conferenza del 1959, riferendosi agli effetti positivi riscontrati nella sua attività con bambini e adolescenti psicologicamente disagiati. Le intuizioni e il lavoro di Sue Jennings (1938-) riguardo alla creatività e al gioco furono altrettanto importanti per la drammaterapia, come il concetto di ruolo e la successiva Tassonomia dei Ruoli redatta da Robert Landy.

La drammaterapia non ha tra i suoi primari obiettivi la realizzazione di uno spettacolo davanti al pubblico. Ciò avviene solo laddove tale esperienza sia di reale importanza nel percorso terapeutico dei pazienti.

Importanti contributi alle teorie della drammaterapia sono stati dati anche dall'esperienza e gli studi di Salvo Pitruzzella (1955-).

La Teatroterapia ha molte cose in comune con la drammaterapia, e anch'essa non può essere rimandata a un solo ideatore. Svolta sia in sedute singole che di gruppo, è uno strumento per favorire la consapevolezza di sé e di conseguenza migliorare il proprio modo di relazionarsi con gli altri e l'ambiente circostante. Lavora, tra le altre cose, sul superamento di pregiudizi e dinamiche irrisolte, sull'aumento dell'autostima e sullo sviluppo del senso di appartenenza a una comunità. La teatroterapia crede fermamente nella realizzazione di *performance*, in cui anche il pubblico possa beneficiare e rispecchiarsi nell'arte scenica a cui assiste[11].

Etimologia

11 Cfr. il sito della Federazione Italiana di Teatroterapia (FIT).

Veniamo adesso alla Logoteatroterapia. Quest'ultima nasce dall'unione di tre parole preesistenti: *logos*, dal greco; *teatro*; *terapia*.

Vediamo nel dettaglio ciascuna di esse.

Molteplici sono i significati e le accezioni di *logos*, dal greco antico. Solo per citarne alcune: dall'Enciclopedia Garzanti di Filosofia, 1981: "Scegliere, raccontare, enumerare, pensare, parlare".

Secondo Heidegger anche "L'udire autentico appartiene al *logos*"[12], cioè l'ascoltare.

Per Platone, invece, il *logos* è "L'espressione tramite suoni linguistici del pensiero"[13].

Nell'*Enciclopedia* Treccani troviamo "Voce greca che oscilla tra ragione, discorso e parola"[14].

Dal *Dizionario Italiano*[15]: "Parola intesa come manifestazione del pensiero". Ma la definizione che mi ha colpito maggiormente è quella trovata nel *Dizionario* di T. De Mauro: "Nella filosofia dell'antica Grecia, parola, discorso, ragionamento; il linguaggio in quanto attività intelligente, ordinatrice dell'esperienza".

Altrettanto numerose e diversificate sono le definizioni attribuite alla parola teatro.

Il termine ha origine dal greco *théatron*, che significa "spettacolo", unito al verbo *theāomai*, ovvero "vedo", ed è un insieme di differenti discipline che si incontrano per la realizzazione di un evento spettacolare dal vivo. Il vocabolo "teatro" racchiude in sé anche il concetto di dramma, ancora di origine greca, il cui significato è da riferirsi all'azione, all'agire.

La rappresentazione teatrale avviene sempre di fronte a un pubblico e può utilizzare o meno l'aspetto verbale, il gesto, la musica, la danza, l'espressione corporale. Il più delle volte la *performance* si basa su un testo prestabilito, sebbene la presenza di quest'ultimo non sia *conditio sine qua non* per definire l'atto teatrale. In realtà, anche il solo movimento del corpo dell'attore in uno spazio deputato alla rappresentazione ed eseguito di fronte ad almeno uno spettatore, è già di per sé definibile teatro. Infine, anche l'utilizzo scenico di ombre, burattini o marionette rientra nel concetto di rappresentazione.

12 M. Heidegger, *Saggi e discorsi*, Mursia, Milano 2007.

13 Platone, *Teeteto*, Einaudi 2018.

14 Edizione del 1934; autore della voce è Leone Tondelli.

15 Dizionario Sabatini Coletti, anno di pubblicazione 1891.

Una particolarità: in molte lingue europee come l'inglese, il francese, il russo, il tedesco e l'ungherese, il verbo "recitare" coincide con il verbo "giocare". Questo non accade invece con l'italiano, in cui recitare (citare due o più volte) è riconducibile all'uso della parola, all'intenzionalità della comunicazione, e alla ripetitività dell'atto recitativo.

La peculiarità della rappresentazione risiede nel fatto che essa viene realizzata da attori in carne e ossa che respirano, agiscono, parlano, vivono. Avviene in un dato momento, in un luogo preciso, di fronte a determinate persone e non altre. La sera successiva non sarà mai uguale alla precedente, bensì sempre diversa per mille piccole sfumature. L'arte scenica è sempre "in cammino", in continua evoluzione.

Il teatro è l'arte del "qui e ora". Esiste nel momento esatto in cui si apre il sipario e si accendono i fari. Un attimo dopo la chiusura dello stesso e l'ultimo applauso, non esiste più, e solo la memoria di pubblico e attori può testimoniarne il passaggio sulle tavole del palcoscenico.

Per finire, con la parola terapia si intende una molteplicità di azioni, compiute con il solo scopo di alleviare o risolvere uno stato di disagio o sofferenza.

Durante una lezione del Master in Artiterapie della "Sapienza" di Roma, Luigi Dotti[16] pronunciò l'enunciato secondo cui "Fare terapia equivale a prendersi cura della persona".

Alcuni anni or sono, durante un corso d'aggiornamento per gli operatori del Ce.I.S.[17], Harold Bridger[18], del Tavistock Institute[19], si

16 Luigi Dotti, psicologo e psicoterapeuta, direttore di psicodramma e insegnante di *playback theatre*.

17 Ce.I.S, Centro Italiano di Solidarietà fu istituito negli anni settanta da don Mario Picchi (1930-2010) a Roma. Nato inizialmente per il recupero dall'emergente piaga della tossicodipendenza, si rivolge adesso a tutte le tipologie di dipendenza e di esclusione sociale.

18 Harold Bridger (1909-2005), psicanalista e consulente delle più varie ONG in merito a dinamiche di gruppo e sindrome da stress post-traumatico, è uno dei 12 membri fondatori del Tavistock Institute. Fondato nel 1947, quest'ultimo è un'organizzazione no-profit che studia e applica le scienze sociali e la psicanalisi ad ogni problematica di gruppi, aziende, organizzazioni.

19 Fondato il 20 settembre del 1947, il Tavistock Institute è un'organizzazione britannica che applica le scienze sociali alle dinamiche e proble-

trovò a riflettere insieme agli operatori delle comunità di recupero sul significato del concetto di terapia. Al termine della vivace discussione che scaturì dalla domanda dell'esimio professore, tutti gli astanti si trovarono d'accordo nel ritenere terapia qualsivoglia attività che permetta all'utente di compiere un passo verso il miglioramento della propria qualità di vita. Pertanto si può identificare come terapia tanto il colloquio con il proprio analista, quanto un intervento di arteterapia (musica, danza, pittura o teatro), o persino il compiere semplici azioni quotidiane volte al benessere del singolo e della comunità, riuscendo pertanto a prendersi cura di se stessi e degli altri.

Dall'esperienza più che ventennale di conduzione di laboratori teatrali e messinscena di spettacoli con bambini, adolescenti e adulti affetti e non da disabilità dell'area del linguaggio, nasce la Logoteatroterapia.

Disciplina che rende possibile l'incontro tra la teatroterapia, la *clownerie*, la comicoterapia, il teatro ragazzi e soprattutto l'abilitazione e la riabilitazione del linguaggio.

La logoteatroterapia è...

Utilizzare il teatro per lavorare sui prerequisiti che sottendono non solo al linguaggio ma alle funzioni esecutive, al *problem solving*, all'organizzazione spazio-temporale, alla sintesi visuo-spaziale. Utilizzare il teatro con la convinzione di star facendo le prove per uno spettacolo, o un gioco tipico del laboratorio, per migliorare le competenze attoriali, migliorare il rapporto con l'altro, l'espressione del proprio vissuto e delle proprie emozioni affinché diventino parte di una narrazione più grande, di una rappresentazione.

In realtà, insieme all'indispensabile lavoro che ho menzionato, la Logoteatroterapia si nasconde tra le pieghe di quella o quell'altra azione, portando l'individuo a esercitare ben altre facoltà, ad acquisire o perfezionare, contemporaneamente, altri tipi di competenze. La conoscenza e la consapevolezza di sé nello spazio, l'armoniosa relazione con l'altro, l'organizzazione spazio-temporale,

---

matiche contemporanee, con particolare attenzione allo sviluppo professionale e organizzativo.

le sequenze, l'inibizione, l'attenzione, la memoria verbale, uditiva, di lavoro, a breve e lungo termine, sono solo alcuni degli obiettivi su cui verte il lavoro nell'ambito della Logoteatroterapia.

Nel momento in cui ciascun attore si trova a recitare una scena, ritiene di star facendo soltanto teatro. Di interpretare un personaggio trasformandosi in lui, modificando la propria camminata a vantaggio di quella attribuita al carattere prescelto, imparando a memoria le battute nelle quali inserire pause e prosodia. Tutto il corpo e la gestualità sono al servizio del testo, del personaggio, dello spettacolo. L'attore non è più se stesso, ma diviene qualcun altro. Vive le emozioni richieste, con la possibilità di esasperare ed esagerare, non più schiavo delle convenzioni sociali a causa delle quali non è mai consigliabile lasciarsi andare, è totalmente preda dell'emozione provata in quel momento.

L'attore può concentrarsi solo sull'interpretazione perché dà per scontate numerose tappe evolutive esperite e superate nei primissimi anni della sua esistenza, che gli permettono da sempre di vivere in armonia con se stesso e l'ambiente che lo circonda. È in grado di muoversi adeguatamente nello spazio; sa parlare modulando il tono e il volume della voce; sostiene lo sguardo del proprio interlocutore; riesce senza difficoltà a fornire indicazioni a chi gliele chiede, recuperando nella propria testa il ricordo di dove si trovi tale via, e pianificando in pochi secondi il tragitto necessario a raggiungerla. Potrei andare avanti con altri esempi di azioni che diamo per scontate, ma che sono le imprescindibili fondamenta del nostro agire quotidiano.

Individui affetti dai disturbi del linguaggio espressivo e delle facoltà comunicative potrebbero avere invece enormi difficoltà a compiere anche solo una delle azioni enunciate. Di conseguenza, attraverso la Logoteatroterapia, oltre all'acquisizione di competenze teatrali, essi si trovano esattamente a lavorare sugli aspetti nei quali sono carenti, in maniera il più possibile armoniosa e spontanea. Si troveranno a esercitare tali competenze senza neppure accorgersene.

Il conosciutissimo gioco delle *trasformazioni dell'oggetto*, molto utilizzato in fase di laboratorio da attori di tutte le età, costituisce un ottimo esempio. Il gioco è semplice e divertente: il conduttore sceglie un oggetto di uso comune come una penna, e chiede agli attori presenti al laboratorio di trasformarlo, usandolo come se fosse un'altra cosa, senza l'aiuto verbale. Il conduttore stesso inizierà per primo, per esempio utilizzando la penna come fosse un termometro. Poi la passerà a uno degli allievi, che magari la userà come fosse una limetta per unghie e così via.

Nel teatro tradizionale, il gioco ha la finalità di far sperimentare in prima persona agli apprendisti attori che in teatro qualsiasi cosa può divenire altro da sé, persino un oggetto di uso così comune. Il teatro è il regno delle infinite possibilità, dove non c'è bisogno di avere grandi mezzi o eccezionali scenografie: basta crederci, e la sedia diviene un'automobile[20], un bambino può trasformarsi in un pirata, una giovane fanciulla in una vecchietta di novant'anni.

Nella drammaterapia, il gioco delle trasformazioni dell'oggetto si arricchisce di un ulteriore obiettivo: stimola l'aspetto creativo, l'immaginazione di chi si trova ad avere in mano la penna, che dovrà attingere a tutta la propria fantasia per trasformarla in qualcos'altro.

E se tutto ciò non bastasse, nella Logoteatroterapia il gioco va ad allenare altre abilità, che hanno a che fare con dimensioni, forma, categorie e inibizione verbale. Infatti, una volta che l'individuo ha in mano la penna, dovrà innanzitutto riconoscerne la forma e le dimensioni. La penna è un oggetto relativamente piccolo, non si può di certo trasformarlo in un carro armato, perché (come ci insegna il teatro tradizionale) non sarebbe credibile. Inoltre è di forma stretta e allungata. Il bambino è pertanto stimolato a richiamare alla memoria la categoria di tutti quegli oggetti che presentano più o meno la stessa forma e le stesse dimensioni. Per esempio una forchetta, il mascara, uno spazzolino da denti, un cacciavite... E deve inibire il linguaggio, che lo porterebbe a svelare subito la sua idea.

Perché la regola è "non dire, ma agire". Quindi deve usare la penna come se fosse lo spazzolino, immaginando di trovarsi in bagno, di aprire il tubetto del dentifricio, spalmarcelo sopra e finalmente spazzolare i denti, ricreando con il solo ausilio del corpo l'ambiente riconoscibile e le azioni che compie tutte le mattine dopo aver fatto colazione. Gli altri bambini o ragazzi dovranno indovinare l'oggetto drammatizzato, mentre il protagonista della scena non potrà pronunciare la parola finché qualcuno dei compagni non abbia centrato l'obiettivo. Pertanto tutto il gruppo è coinvolto nell'azione sia in veste di attore che spettatore attivo, il cui intervento è indispensabile alla riuscita del gioco e al termine dello stesso. Solo

20 A tal proposito consiglio la visione dell'esilarante gag di Aldo, Giovanni e Giacomo dal titolo *Il viaggio in subaru baracca.*

una volta indovinata l'idea, l'azione scenica si può dire conclusa e si potrà passare la penna al prossimo partecipante.

Se dovessimo esprimere una indubbia caratteristica della Logoteatroterapia, essa sarebbe la *lentezza*.

La disciplina ricrea, lavorando mattone dopo mattone, attribuendo la giusta importanza a ogni passaggio, tutte le tappe evolutive necessarie allo stare in scena e a comunicare qualsiasi tipo di messaggio al pubblico. Senza fretta di raggiungere il risultato in poche sedute, ma concedendo a ogni individuo il proprio spazio e il proprio tempo per lavorare all'acquisizione di una specifica abilità o competenza.

Facciamo un esempio. Uno dei pre-requisiti di base del fare teatro è l'azione minima. L'attore entra in scena e si ferma al centro, rivolgendo al pubblico la propria attenzione, lo sguardo, il corpo.

Questo presuppone una serie di capacità alle quali solitamente non prestiamo la minima attenzione: l'attore conosce il *dentro* e il *fuori*, per poter entrare in scena; ha sufficiente consapevolezza di se stesso per comprendere se si trova già in scena o ancora dietro le quinte; trovandosi a entrare, sa camminare seguendo un'immaginaria linea retta; sa utilizzare le proprie facoltà inibitorie per potersi fermare al momento e nello spazio richiesto; ha, di conseguenza, introiettato il concetto della pausa; sa compiere un'integrazione visuo-spaziale che gli permette di individuare in una frazione di secondo dov'è il centro, punto nel quale presumibilmente si fermerà; sa compiere un quarto di rotazione per girarsi a favore di pubblico e non verso il fondale; e in ultimo, ma non meno importante, riesce per qualche secondo a sostenere lo sguardo dello spettatore, senza dover necessariamente compiere un'azione o affrettarsi a scomparire dietro la quinta opposta a quella d'entrata.

Tutte queste competenze vengono date per scontate non solo nel giovane attore che inizi a cimentarsi sulle tavole del palcoscenico, ma anche in ciascun individuo che si trovi a compiere una qualsivoglia attività, dall'andare verso la cattedra una volta che si viene chiamati dalla maestra, al recarsi al bar a prendere un caffè attraversando la strada, dal giocare a "uno, due, tre, stella!" all'imparare a memoria le tabelline. Tutte le attività dell'essere umano hanno come imprescindibili fondamenta funzioni come propriocezione, esterocezione, orientamento spazio-temporale, pausa, inibizione verbale e motoria, alternanza di destra e sinistra e di tensione-rilassamento, pianificazione, concentrazione, esplorazione visuo-spaziale.

Provate a immaginare il lavoro eseguito da un mimo per mostrare l'invisibile muro davanti a sé avendo a disposizione solo le mani: si tratta di una lunga sequenza di tensione-pausa-rilassamento e successiva traslazione, che egli opera con le mani e a seguire con tutto il corpo. Questo sarebbe impossibile se il mimo non avesse raggiunto le tappe evolutive necessarie.

Di conseguenza, la Logoteatroterapia utilizza tutti i giochi e le attività proprie del laboratorio teatrale con la finalità di ricreare, ricostruire o perfezionare il movimento nello spazio, il rapporto con se stessi e con l'altro, il linguaggio, le facoltà comunicative in senso ampio, e l'espressività.

Il laboratorio teatrale è pertanto utilizzato come mezzo, non come fine, ed è per questo che chiunque può accostarsi a questa disciplina, non soltanto chi abbia dentro di sé "il fuoco" dell'attore. Nello specifico, la disciplina è specialmente diretta a tutti coloro che abbiano non solo una riconosciuta disabilità nell'area del linguaggio espressivo e della comunicazione, ma anche qualche piccola, velata, nascosta difficoltà. Individui che parlano troppo velocemente, arrossiscono violentemente in pubblico, si mangiano le parole, mostrano una lieve goffaggine motoria, livelli minimi d'attenzione e concentrazione, disorganizzazione spazio-temporale, bassa tolleranza alle frustrazioni ed eccessiva emotività.

Lungi dall'essere una disciplina di tipo prettamente psicologico, la Logoteatroterapia interviene, come già esplicitato, sui pre-requisiti necessari alla comprensione e alla produzione del linguaggio espressivo, utilizzando il movimento del corpo nello spazio a supporto della trasmissione del messaggio che si intende trasmettere.

Nella Logoteatroterapia cambia il punto di vista. A differenza del teatro tradizionale, dove c'è un regista che assegna le parti e dirige la scena, il logoteatroterapista si mette completamente a servizio dell'individuo che ha di fronte a sé, cercando di intuire le sue fragilità e intervenendo esattamente su di esse, facendo leva sui suoi punti di forza. Non solo: egli / ella cerca anche di comprendere la contingenza, il momento che la persona sta vivendo, e di cosa necessita in quel frammento della sua esistenza. Per esempio il bisogno di ridere, per superare un blocco emotivo, e magari esplicitare qualcosa di cui ha paura; oppure quello di raccontare un evento appena accadutogli.

Nella Logoteatroterapia l'essere umano è al centro, e il teatro è al suo servizio.

I. Conosciamo il nostro corpo

Ancor prima di iniziare qualsiasi gioco o attività, che sia con piccini di quattro anni o con adulti maggiori di trenta, è imprescindibile entrare in relazione con ciascuno dei partecipanti al laboratorio. Sarà altrimenti impossibile chiedere loro di fidarsi dell'operatore al punto da lasciarsi andare, superare le inibizioni, la bassa autostima, e giocare con il proprio corpo in maniera così poco convenzionale come il teatro richiede. Il laboratorio può iniziare solo dopo aver guardato tutti negli occhi, con un bel sorriso o qualche battuta scherzosa che li faccia sorridere e di conseguenza rilassare, rilasciando le difese. Inoltre, per diminuire l'ansia da prestazione o la paura dell'ignoto, può essere utile enunciare sommariamente le attività che andremo a svolgere nel tempo che abbiamo a nostra disposizione. In tal modo i partecipanti sanno cosa li aspetta. Possono fare domande, o attivare l'immaginazione rispetto ai giochi proposti, anche grazie alle metafore che seguono la spiegazione degli esercizi.

Iniziamo dunque.

Il primo passo è prendere maggiormente coscienza di noi stessi per trovare nuove modalità di "abitare" il nostro corpo.

È di grande importanza la fase di preparazione del corpo al lavoro che seguirà. Come dico spesso ai partecipanti, il nostro corpo è come un pezzetto di pongo o di pasta modellabile; per poterci realizzare qualcosa occorre prima di tutto riscaldarlo, lavorandolo con le mani per renderlo morbido e duttile. In pochi minuti sarà pronto a essere plasmato per entrare in una nuova realtà.

Cominciando con calma, musica e rilassamento a muovere il corpo liberamente in posizione statica, è inevitabile lavorare anche su altri aspetti non meno importanti: schema corporeo, concentrazione, introduzione dei concetti di destra e sinistra, di alto e basso, di piccolo e grande, prassie bucco-linguali, rilassamento, riduzione di inconsapevoli tensioni muscolari, inibizione verbale. Tutti pre-requisiti non solo dell'acquisizione del linguaggio, ma anche di un armonioso rapporto con se stessi e di conseguenza con gli altri. Ma andiamo per ordine.

Iniziamo quindi a *sciogliere* il corpo. Di solito chiedo ai partecipanti di porsi in ordine sparso nello spazio rivolti verso di me, così da imitare i miei movimenti attivando i neuroni specchio[21]. Per prima cosa tutti assumono la postura richiesta: posizione eretta, gambe parallele leggermente aperte con la posizione dei piedi corrispondente a quella delle spalle. Quando sono certa che ciascuno abbia raggiunto un sufficiente livello di attenzione, contatto oculare e rilassamento, inizio a muovere la testa, il collo, le spalle e così via, procedendo dall'alto verso il basso. Dopo poco interrompo il movimento per chiedere ai presenti cosa abbiamo sciolto finora e cosa manca ancora. È quindi l'occasione per lavorare sulla *memoria a breve termine* e i vocaboli delle parti del corpo, oltre alla conoscenza di quest'ultimo; non è raro che dopo aver mosso spalle e braccia qualcuno affermi che ora tocca alle gambe, saltando a piè pari busto e bacino. In questi casi ci fermiamo un attimo, riprendiamo contatto con lo schema corporeo, e solo quando tutti hanno ripreso le fila del lavoro, si può proseguire.

Alzando una gamba per muovere caviglia e piede, si lavora anche sull'equilibrio ovvero sulla *concentrazione*, un altro degli aspetti più importanti specialmente per i pazienti affetti da DSA[22], ADHD[23], disturbo d'ansia o d'attenzione. Dopo aver realizzato un macro scioglimento corporale, passiamo alla mobilità degli elementi facciali, muovendo uno alla volta occhi, sopracciglia, naso, guance e bocca. Conseguenza di ciò è l'introduzione di *prassie bucco-linguali* (soffiare, mandare un bacio, tirare fuori la lingua verso il mento, verso il naso, gonfiare le guance…) che spesso sfociano in una carrellata di smorfie che fanno ridere e divertire tutti. Ciascuno inizia a prendere coscienza che gli elementi del viso comunicano messaggi e stati d'animo, e che possiamo modificarli a nostro piacimento. Soprattutto con i bambini di età pre-scolare può rivelarsi utile impiegare le mani per modellare il viso, muovendo con esse gli angoli della bocca, allargando le guance, sollevando le sopracciglia e così via.

21 I neuroni specchio sono una classe di neuroni motori che si attiva involontariamente sia quando un individuo compie un'azione finalizzata, sia quando la vede compiere da un altro. Neuroni importanti per la comprensione delle azioni degli altri, quindi per l'apprendimento attraverso l'imitazione.

22 I DSA, ovvero i Disturbi Specifici di Apprendimento, colpiscono le capacità di lettura, scrittura e fare calcoli.

23 ADHD ovvero *deficit* di attenzione e/o iperattività. Comporta difficoltà nel mantenere l'attenzione, nel controllare il proprio comportamento ed eccessiva attività con conseguente dispendio di energia.

Tramite questi primi esercizi, propedeutici ai giochi che seguiranno, abbiamo preso coscienza del nostro corpo. Esso è composto di moltissimi segmenti diversi e indipendenti, ma come per le automobili e altri congegni di uso quotidiano ci si ritrova a farli funzionare tutti insieme.

Le modalità di riscaldamento/scioglimento corporale sono numerose: si può utilizzare la musica per liberare meglio la mente e lasciar andare il corpo insieme a essa (e così facendo lavoriamo anche sulla *percezione uditiva*); si può partire sdraiati a terra laddove lo spazio lo consenta, si possono utilizzare in sincrono solo gli arti superiori e successivamente quelli inferiori e così via. Ogni operatore del settore avrà certamente nel proprio bagaglio di competenze numerose versioni di questa attività, che come già esplicitato, è propedeutica a ciascun gioco o esercizio che seguirà.

Dopo qualche seduta di laboratorio in cui ho sperimentato questo tipo di scioglimento, passo a un livello leggermente più alto, che aumenti la *propriocezione*, l'essere pienamente dentro se stessi. Una volta che ciascuno dei partecipanti ha assunto la posizione iniziale (con i partecipanti più grandi la chiamo posizione neutra, con i bambini il foglio bianco[24]), chiedo a ciascuno di chiudere gli occhi o farsi bendare nel caso avesse difficoltà a mantenerli chiusi per svariati minuti. Quindi passo vicino al corpo degli astanti e ne tocco lievemente un elemento che può essere il polso, una mano, una gamba, la testa. L'interessato muoverà esattamente ciò che ho toccato fino al momento in cui passo nuovamente a intercettare un'altra parte del corpo, o dichiaro a voce alta la parola "stop". In questo modo aumentiamo la percezione corporale e l'attenzione uditiva. Infatti posso successivamente nominare la parte del corpo interessata, e tutti i ragazzi si ritroveranno a eseguire il comando sciogliendo ciò che ho richiesto.

Sarà poi interessante lasciare il comando a uno dei partecipanti, che passerà a svolgere esattamente quello che ha appena compiuto l'operatore. Si prenderà cura in questo modo del corpo dei compagni, e aumenterà la conoscenza delle possibilità corporee.

---

24 Questa immagine si riferisce all'esempio dell'attività di disegno, tanto cara a tutta l'infanzia. A nessun bambino piace iniziare un disegno con un foglio già scritto. Ciascuno vuole un foglio perfettamente bianco. Pertanto, anche il nostro corpo, quando facciamo teatro, dev'essere come un foglio bianco, scevro da posizioni o tensioni inconsapevoli, altrimenti è impossibile "disegnarci" sopra qualcosa.

I gruppi con cui si conduce il laboratorio sono tutti diversi, e spesso è necessario impostare un nuovo gioco che sia funzionale proprio a quelle persone in quel dato momento, pur mantenendo fede agli obiettivi che ci eravamo proposti. Per questo, quando mi trovo a lavorare con bambini in età prescolare, che spesso sono molto vivaci e non riescono a mantenere fede alla posizione statica scelta nello spazio, imposto il gioco con gli stessi obiettivi seduti in cerchio, sulle seggioline.

Diario di laboratorio.

Oggi è il primo incontro del laboratorio con una classe di bambini di età prescolare, nei quali sono presenti problemi di ipoacusia, ritardo di linguaggio, DGS[25].

Inizio con un gioco semplice, ma funzionale alla costruzione del gruppo e allo stabilire un clima allegro, seppur attento. L'obiettivo che mi sono proposta per questa attività è la consapevolezza e la conoscenza delle parti del proprio corpo e di quello degli altri.

Siamo seduti sulle seggioline in cerchio. Una volta ottenuta l'attenzione di tutti, inizio il gioco dicendo: "Mani sulle ginocchia!" e un attimo dopo compio il movimento. Con enfasi ho portato le mani sulle mie ginocchia; presto, tutti i bambini fanno lo stesso, imitando il mio movimento e associando così immediatamente la frase all'azione, lo stimolo verbale alla risposta corporale. Può accadere che qualcuno di loro ponga invece le mani sulle cosce, convinto di averle messe sulle ginocchia. È pertanto necessario fargli osservare con attenzione che la posizione delle mani è differente rispetto a quella di tutti gli altri, e stimolarlo a eseguire da solo quella corretta. Una volta che tutti hanno preso la mia stessa posizione, pronuncio una nuova consegna, per esempio: "Mani sulla pancia!", e vado avanti così toccando con le mani le principali parti del corpo. Dopo qualche minuto elimino lo stimolo verbale, e nel silenzio l'attenzione dei bambini si fa ancora più grande: seguono ogni mio movimento riproducendolo quasi in sincrono con me.

Quindi aggiungo un altro elemento da toccare, dividendo pertanto la mano destra dalla sinistra: "Con una mano tocchiamo l'orecchio, con l'altra il collo". Devo rallentare per permettere a tutti i bambini di dividere le azioni compiute dalle proprie mani e prendere coscienza dei differenti punti da toccare.

Quando sono certa che tutti abbiano compreso il meccanismo, riprendo lo stimolo verbale, ma con la particolarità di affermare una cosa e farne

25 DGS: Disturbo Generalizzato dello Sviluppo. Ne sono affetti tutti quei bambini in cui facoltà come attenzione, percezione sensoriale, umore, funzionamento intellettivo e attività motoria risultano gravemente compromesse in modo generalizzato.

un'altra. Al mio comando "Mani sulle guance" può dunque seguire il gesto di porre le mani sulle orecchie. Naturalmente alcuni dei bambini pongono le mani sulla parte corretta (quella che ho detto), altri su quella sbagliata (quella che ho fatto). Al tutto seguono risate, battute scherzose e io sottolineo di aver fatto loro un trabocchetto, che volevo solo vedere se erano attenti alle mie parole.

In questo modo non solo divido lo stimolo verbale da quello visivo, ma verifico chi ha compreso la consegna e chi invece va avanti solo per imitazione. Esplicito nuovamente che devono seguire la consegna verbale e non quella visiva. Dopo alcune esempi di questo tipo, cambio nuovamente la frase, che stavolta diventa: "Mani sulle ginocchia dei vicini", i bambini devono pertanto mettere una mano sul ginocchio del compagno di destra e l'altra sul ginocchio del compagno di sinistra. Alcuni di loro sono all'inizio intimiditi, altri invece toccano i compagni con veemenza eccessiva. Sia nell'uno che nell'altro caso, quindi, stimoliamo un contatto realizzato con la giusta delicatezza.

Adesso è il loro turno: ognuno deve fare la proposta di "Mettere le mani su..." e tutti insieme eseguiamo. In questo modo verifico la memorizzazione della frase, il saperla ripetere a voce alta davanti a tutti, e l'ampliamento del lessico corporale, inserito nel proprio vocabolario grazie alla memoria a breve termine.

Quando tocca a ciascuno di loro, vedo i loro occhi accendersi, divertiti dal dare il comando all'intero gruppo, e anche, in qualche modo, consapevoli della scelta e della responsabilità.

Man mano che tutti eseguono, all'improvviso io fermo l'attività e chiedo ad uno di loro: "E adesso a chi tocca?" per stimolarli a seguire il cerchio con gli occhi e pertanto a capire con chi il giro è iniziato e con quale bambino si fermerà, chi ha già eseguito e chi deve ancora fare, il prima e il dopo.

Anche un gioco semplice come questo, realizzato con allegria e slancio, porta in sé obiettivi da raggiungere e competenze da sviluppare.

La *Marionetta che cade in 10 tempi* è un'altra attività da eseguire subito dopo aver compiuto per qualche settimana le precedenti. Si parte in posizione rigida con le braccia verso l'alto, parallele con i palmi rivolti all'interno. Dico a tutti che siamo marionette di legno, quindi assolutamente inflessibili. Ma il nostro burattinaio ci taglia i fili per farci cadere a terra. Con il numero uno taglia la prima mano, che va giù fino al polso. Col due la seconda mano. Il tre fa cadere un avambraccio fino al gomito, il quattro l'altro avambraccio. Col numero cinque cade l'intero braccio, con il numero sei l'altro. È la volta della testa che cadrà grazie al numero sette, poi del busto, a cui si riferisce il numero otto, e delle gambe, che si piegano facendoci assumere la posizione della rana, grazie al numero nove. Il dieci è indubbiamente il più divertente: al solo pronunciarlo, tutte le marionette crollano a terra.

Ora tutto il corpo è completamente rilassato, l'esatto contrario della posizione iniziale: eretta, con le braccia in alto e interamente in tensione.

Oltre a operare per la consapevolezza corporea e lo scioglimento corporale, questo gioco esercita anche l'alternanza di tensione-rilassamento, la sequenza numerica, il concetto di alto/basso, l'attenzione, l'associazione numero-elemento corporeo, la propriocezione. Si può compiere anche tenendo gli occhi chiusi, seguendo il solo stimolo sonoro dei numeri, così da percepire ancor meglio i vari segmenti del corpo che passano dallo stato di grande tensione al rilassamento totale.

Al termine di queste attività abbiamo pertanto messo in movimento tutto il nostro corpo in maniera non convenzionale. Ciò ha contribuito anche a liberare la mente, come fosse una lavagna da cui cancellare gli esercizi di grammatica prima di passare a risolvere le espressioni. Sarebbe impossibile scrivere sulla lavagna se sotto vi fosse rimasta anche solo qualche traccia del lavoro precedente: le due materie si andrebbero a sovrapporre creando una grande confusione. Altrettanto avviene dentro e fuori di noi: senza un momento di passaggio tra un'attività e la successiva, "togliendosi di dosso" le tracce delle azioni che abbiamo compiuto finora, non è possibile pretendere che il nostro corpo sia in grado di fare teatro.

Diario di laboratorio.

Ieri pomeriggio ho condotto il laboratorio con alcuni adolescenti. Siamo in primavera, stagione in cui si avverte la stanchezza e a volte il nervosismo, e il carico scolastico si fa più pressante, tra interrogazioni, verifiche e professori che devono terminare il programma.

Oltre al fisiologico calo d'attenzione, i nostri ragazzi mostrano anche irrequietudine, demotivazione, si trascinano nella stanza guardando in continuazione l'orologio, sperando che la giornata passi più in fretta possibile. Non so bene come agganciarli, provo a fare qualche battuta scherzosa ma in pochi sorridono, altri restano deconcentrati e apatici. In quel momento mi viene l'idea della "polvere". Dopo aver chiesto loro come stavano e ascoltato alcune delle disavventure scolastiche accadute nella mattinata, ho detto che ora ci saremmo "spolverati": tutto ciò che ci è successo è come una polvere che abbiamo addosso e che ci appesantisce, rendendoci brutti e infelici, ma una volta tolta torneremo belli e allegri come prima.

Esattamente nella modalità in cui a casa spolverano la credenza o la libreria (e poi il mobile sembra più bello), chiedo loro di utilizzare le mani col palmo aperto e passarle vigorosamente sul corpo, per "togliersi la polvere di dosso". Successivamente ci mettiamo a coppie in cui ognuno "spolvera" il compagno, delicatamente ma anche con una certa determinazione. Infine tutti prendiamo la posizione del cerchio, pronti a spolverare uno di noi che a turno si trova al centro: chi spolvera il collo, chi una gamba, chi la schiena, chi la pancia. E nel corso del gioco a turno abbiamo esplicitato quale tipo di polvere stavamo togliendo: "Io tolgo il sonno, che stamattina proprio non ce la facevo ad alzarmi", "Io tolgo la professoressa di spagnolo, che è davvero antipatica e di certo ce l'ha con me", "Io tolgo la montagna di compiti che devo fare"... E così via. Naturalmente anch'io e le colleghe logopediste ci siamo unite al gioco, comunicando cosa stavamo togliendo: "Io tolgo il traffico", "Io tolgo la metro che è sempre piena e non riesco mai a sedermi", "Io tolgo le bollette da pagare e quella benedetta multa che mi è arrivata perché non avevo pagato il parcheggio".

Alla fine di questa grande spolverata, siamo tutti più allegri, ci sentiamo più in forze, e insieme alla polvere anche il malumore se n'è andato.

Liberare la mente, lasciare fuori della porta ciò che ci è successo fino al momento del laboratorio, per essere pienamente presenti nel qui e ora, sono concetti fondanti di tutti i corsi di teatro nonché di tutte le attività artistiche. In realtà sarebbe una fondamentale preparazione per ogni compito che chiunque si trovi a svolgere nella quotidianità.

II. L'amico accanto a me

Riflessioni, pensieri.

Fare teatro è un allenamento continuo a mettere da parte se stessi per fare spazio agli altri. Gli *altri* intesi come il personaggio da interpretare, l'attore che recita insieme a noi, il pubblico di fronte. Chi fa teatro è inevitabilmente allenato a stare nello stesso tempo pienamente dentro se stesso e pienamente attento all'altro.

Ma è impossibile restare fuori da sé in modo armonioso, se non abbiamo imparato a stare in equilibrio dentro noi stessi. E non dentro di noi nel senso delle nostre emozioni, i nostri sogni o progetti, i desideri o i pensieri. Dentro il nostro corpo, i muscoli, le ossa, il sangue che scorre, il cuore che batte, il respiro che riempie i polmoni, lo stomaco che digerisce il cornetto. Ascoltiamoci.

Sentiamo il nostro corpo, avvertiamo dove poggiamo il peso, percepiamo il punto di equilibrio. Sentiamo muscoli e articolazioni. Scopriremo di avere delle contrazioni inaspettate, di non respirare a fondo, di aggrottare le sopracciglia quando non ce n'è alcun bisogno. Impareremo a fare meno fatica, a utilizzare l'energia quando e dove serve. Impareremo che allentare le tensioni è un po' come mollare la zavorra: procediamo più leggeri. E con maggiore leggerezza, sarà più facile costruire un nuovo e profondo rapporto con noi stessi e con gli altri.

Sarà facile notare come nel gioco esposto nel capitolo precedente, relativo alla conoscenza corporale del corpo dei bambini in età prescolare, faccia capolino in un dato momento l'accorgersi che alla nostra destra e alla nostra sinistra vi sono i corpi degli altri con i quali possiamo entrare in contatto, a patto di farlo con garbo e sensibilità.

I giochi da realizzare a coppie sono molteplici, ed è sempre possibile inventarne di nuovi. Con i bambini più piccini di solito inizio agganciando la loro immaginazione a qualcosa che conoscono. Spesso mi viene in aiuto la celeberrima storia di Pinocchio. Divido quindi i bambini in due gruppi, uno sarà composto da tanti Geppetto e l'altro da altrettanti ciocchetti di legno. Prima di iniziare il gioco vero e proprio, chiedo al gruppo se sanno che mestiere faceva Geppetto e cosa fa esattamente un falegname. Una volta che siamo tutti d'accordo sul fatto che un falegname lavora i tronchi di legno per realizzarvi oggetti, dico loro che possono fare lo stesso con il corpo dei compagni, ma con l'opportunità di allargare il raggio d'azione: i loro ciocchetti pertanto potranno anche essere trasformati in animali o personaggi che compiono delle azioni.

I bambini-Geppetto si fermano un attimo per ideare in cosa "scolpire" il ciocchetto loro assegnato. D'altro canto il ciocchetto deve restare immobile e in silenzio, aspettando che il falegname sia pronto. Una volta identificato l'oggetto o animale da realizzare, tutti partono. I bambini-Geppetto devono ora trasferire l'idea apparsa nella propria immaginazione al corpo vivente davanti a sé. C'è chi strattona il compagno, chi pretende di fargli assumere posizioni ai limiti delle leggi fisiche di equilibrio e gravità, chi dà comandi verbali lasciando che il compagno realizzi il tutto da sé. Aspetto qualche istante e poi li invito a attuare la loro idea in silenzio, modellando con dolcezza ma fermezza il corpo del loro compagno, segmento per segmento. Li invito a fermarsi in corso d'opera, allontanarsi di qualche passo e osservare la creazione per verificare se li soddisfa, quindi perfezionare e terminare. Il tutto deve avvenire in pochi minuti, per non rischiare di stancare troppo i bambini-ciocchetti. Questi ultimi, per parte loro, devono mettere in campo tutte le facoltà inibitorie per riuscire a non ridere e non parlare, e le propriocettive per mantenere l'attenzione corporale volta al mantenimento della posizione scelta dal proprio Geppetto.

Una volta che tutte le coppie hanno terminato, si passerà a indovinare di cosa trattano le varie creazioni, con grandi applausi e complimenti a ogni opera realizzata. E naturalmente, una volta finita anche questa sorta di visita alla mostra dei ciocchetti, si inverte il ruolo: ogni ciocchetto diventa Geppetto e viceversa.

La metafora della marionetta continua a esserci utile in altre occasioni. Uno dei bambini è seduto, il suo compagno gli lega un immaginario filo in una qualsiasi parte del corpo (ecco che tornano gli elementi corporali e gli snodi), per esempio il polso, e finge di muovere il filo. La marionetta a sua volta muoverà il polso in corrispondenza del filo immaginario. Dopo essersi divertiti a tagliare con forbici inesistenti il filo e legarlo nuovamente ad altre parti del corpo (la spalla, la testa, il ginocchio, il dito, la caviglia...), si passa a collegarlo al petto della marionetta, la si fa alzare dalla sedia e pian piano la si conduce in giro per la stanza.

I bambini più piccoli tendono a questo punto a dare le spalle al proprio compagno e velocizzare l'andatura, tirando il filo dietro di sé come stessero portando un aquilone sulla spiaggia. Oppure la marionetta va più veloce del suo burattinaio e lo precede, o tende a dirigere lei la camminata, scegliendo dove andare. Pertanto, anche in questo caso occorre fermare i ragazzi e stimolarli a lavorare su tutti gli obiettivi che appartengono a questo gioco: mantenere sempre il *contatto oculare* tra marionetta e burattinaio; conservare la *direzione* presa dal burattinaio; *non velocizzare* l'andatura, non è una gara in competizione con le altre coppie; cercare il più possibile di seguire il compagno, entrando in *relazione* con lui. Se il burattinaio si abbassa e cammina accovacciato anche la marionetta lo farà; d'altro canto il burattinaio non può compiere azioni troppo repentine, altrimenti per la marionetta risulterà eccessivamente difficoltoso fare altrettanto.

Una volta compiuto anche lo *scambio dei ruoli*, tanto importante per comprendere dove risiedono le difficoltà in entrambe le situazioni, uno solo dei piccoli attori diventa burattinaio. Ha le marionette sedute a terra, come bambole senza vita, davanti a sé. Deve legare il filo sul petto a ciascuna per farle alzare e muovere. Le marionette, invece, possono prendere vita solo quando avranno il filo (è di nuovo in gioco la *facoltà inibitoria*) e potranno alzarsi. Il burattinaio tiene stretti nel pugno tutti i fili, e lentamente comincia a camminare nella stanza portando con sé tutto il gruppo delle marionette. Queste ultime devono camminare rigidamente come fossero di legno. Ecco che ora si allarga il raggio d'attenzione: il burattinaio deve aver cura non solo di una marionetta, ma di quattro o cinque; fare in modo che riescano a muoversi trovando ciascuna il proprio spazio, senza infilarsi in corridoi troppo stretti o curve troppo a gomito. Dopo qualche minuto, potrà tagliare il filo di una marionetta, che resterà indietro, mentre lui continua il percorso con le altre. Man mano taglierà i fili di tutte, magari in punti diversi della stanza, e si posizionerà successivamente di fronte per salutare e ringraziare.

Questo gioco è particolarmente indicato per tutti quei pazienti affetti da disturbo d'ansia, d'attenzione, disorganizzazione spazio-temporale e visuo-spaziale, e iperattività. Ma anche per chi è troppo inibito e ha difficoltà a conquistare il proprio spazio all'interno del gruppo dei pari. Essere il burattinaio che si prende cura degli altri e li dirige dove e come vuole lui (può farli camminare carponi, in punta di piedi, correndo, saltellando...) può rivelarsi un'ottima strategia per l'incremento dell'autostima.

Con i preadolescenti si può lavorare sul prendersi cura dell'altro anche solo camminando, accordando all'andatura del compagno la propria andatura. Rallentare, respirare quasi simultaneamente, lasciare che i corpi procedano all'unisono l'uno accanto all'altro.

Diario di laboratorio.

A causa di un imprevisto dobbiamo lasciare la stanza in cui di solito lavoriamo e spostarci nel lungo e stretto corridoio. Stavamo iniziando a camminare insieme, quindi dico ai miei tre giovani attori di continuare, adeguandoci al nuovo spazio. L'imprevisto diviene pertanto anche una scusa per operare una traslazione, trasponendo l'attività su un diverso piano, con differenti regole spaziali.

Iniziamo, dunque.

Carlo deve inventare una camminata e noi quattro la dobbiamo riprodurre procedendo alle sue spalle. Il ragazzino, affetto da disprassia[26] verbale e motoria, deve porre una grande attenzione alla propria andatura, affinché essa sia composta di elementi chiari e ripetuti sempre uguali. Con grande concentrazione, Carlo inventa un procedere molto divertente ma assolutamente impossibile da riprodurre nello spazio stretto per chi lo segue. Talmente soddisfatto di esser riuscito a ideare e ripetere sempre uguale la camminata che aveva in mente, parte senza voltarsi indietro, apparentemente dimentico della presenza dei compagni dietro di sé. Lo fermiamo e gli chiediamo di voltarsi: immediatamente comprende le nostre difficoltà. Quindi "cede" una parte della propria creatività a vantaggio del gruppo, e velocemente escogita una differente andatura perfettamente eseguibile da ciascuno nello spazio stretto.

È ora la volta di Giuseppe, che unisce le difficoltà di apprendimento a una grande ansia da prestazione, la quale spesso si traduce in ferma opposizione a effettuare attività nuove, sconosciute. Nel tempo abbiamo costruito un bel rapporto, Giuseppe ora si fida di me e accetta di fare ciò che gli chiedo. Ciò non toglie che, pur di sbrigarsi, parte velocissimo con la camminata che ha ideato, senza guardare né tanto meno aspettare nessuno. Lo fermo, gli chiedo di ricominciare. Metto gli altri due ragazzi alla sua destra e alla sua sinistra. È ora costretto a rallentare, accordare il proprio procedere a quello degli amici. Lo stimolo ad ampliare il proprio campo visivo, comprendendo non solo il tragitto davanti a sé ma ciò che accade alla sua destra e alla sua sinistra. Giuseppe comincia a respirare più regolarmente, vedo il suo corpo rilassarsi e ammorbidire alcune delle tensioni apparse in precedenza.

26 Disprassia: disturbo dello sviluppo, *deficit* della coordinazione motoria che riguarda la pianificazione e l'attuazione di sequenze di movimenti atti a raggiungere uno scopo come allacciarsi le scarpe.

Il prendersi cura del corpo dell'altro, spostando la propria attenzione da se stesso, gli ha fatto terminare l'attività in modo più equilibrato e armonioso.

Con gli adolescenti o i giovani adulti è davvero utile l'arcinoto gioco dello specchio. Disposti a coppie, a un braccio circa di distanza l'uno dall'altro, ci si deve guardare negli occhi senza mai perdere il contatto oculare. Uno dei due compirà piccole e relativamente lente azioni, che l'altro dovrà cercare di ripetere quasi all'unisono, esattamente come farebbe uno specchio vero e proprio. Ma anche qui possono insorgere una serie di problematiche, per i partecipanti affetti da disabilità intellettiva, Sindrome di Down[27], X-Fragile[28] o altre. Innanzitutto il mantenimento del *contatto oculare* per ben più di qualche secondo; *l'ideazione* di azioni sempre nuove e la giusta lentezza nel compierle; la *sincronia* nel seguire l'altro esattamente nello stesso momento, non un attimo dopo e neppure un attimo prima (spesso accade che "lo specchio" pur di non perdere neppure un'azione, si trovi a precedere il compagno, quasi suggerendogli e anticipando corporalmente i movimenti); il *continuare* a compiere azioni anche senza una finalità precisa per tutta la durata del gioco: nessuna coppia si può fermare quando vuole, affermando di aver terminato e non aver più nulla da fare; di conseguenza si lavora anche sull'*allungamento* dei tempi d'attenzione e concentrazione.

---

27 La Sindrome di Down, una delle più comuni anomalie cromosomiche del genere umano, si riflette con un variabile grado di disabilità intellettiva e goffaggine motoria nella crescita della persona che ne è affetta

28 Sindrome X-Fragile: malattia genetica ereditaria, causa disabilità intellettiva, disturbi sull'apprendimento, difficoltà a entrare in relazione.

III. Su, forza! È ora di muoversi

Tutta la nostra vita si basa soprattutto sui numeri, le sequenze e le forme geometriche, ovvero il tempo e lo spazio. Per questo è fondamentale che il paziente con difficoltà a orientarsi nel tempo e nello spazio, oltre al lavoro specifico su questi parametri fatto a tavolino con il terapista, possa esplorarli, viverli, appropriarsene attraverso l'esperienza coinvolgente del teatro. E il corpo in movimento è il protagonista assoluto di questa tipologia di apprendimento.

La parte emotiva, del colore e dell'energia sono ovviamente fondamentali, ma devono assolutamente essere sostenute dalla forma e dalle sequenze. È proprio la mancanza di queste ultime che può provocare nei nostri pazienti sbalzi d'umore, iperattività, crisi d'ansia, insicurezza, mancanza d'autostima e così via. Per dirlo in parole povere, è come se "gli mancasse la terra sotto i piedi".

Il corpo in movimento va pertanto a lavorare e colmare queste lacune; esso è inoltre fondamentale per affinare le capacità espressive. In questa fase ai partecipanti viene chiesto di esplorare e percorrere lo spazio prima camminando semplicemente, poi con l'introduzione di varianti via via più complesse.

Cominciamo quindi camminando tranquillamente nella stanza, ciascuno con la propria andatura e la propria modalità. Ci sarà chi andrà comunque veloce, chi sceglierà di camminare con le mani in tasca, chi guardando solo in terra, chi percorrerà sempre gli stessi metri, come se la stanza fosse grande la metà di quanto in effetti è, e così via. Questo momento è importante per il teatroterapista in quanto l'osservazione della camminata spontanea gli fornisce la possibilità di notare e riflettere su ciò che ognuno è portato a fare. Rileverà infatti che alcuni camminano solo sulle punte, altri con piedi a papera, altri flettendo troppo le ginocchia. Non solo: pazienti affetti da iperattività o ansia da prestazione mostrano spesso enormi difficoltà nel "non fare niente, solo camminare e respirare". Non tollerano il silenzio, continuano a chiacchierare a macchinetta senza fermarsi. Mostrano grandi difficoltà nel rallentare l'andatura e la propria attenzione è sempre proiettata al di fuori di loro stessi. Spesso non possono fare a meno di rivolgersi con piccoli scherzetti agli amici, domande inopportune, risatine. A volte occorre qualche minuto per riportare la loro attenzione dentro il proprio corpo, provare a "sentire" il peso che si sposta, l'ampiezza del passo, il respiro che si accorda all'andatura. Un fazzoletto per bendare gli occhi può essere utile al raggiungimento dello scopo.

Una volta ottenuto il giusto grado di tranquillità e concentrazione, si può procedere a esplorare lo spazio.

Diario di laboratorio

Giovedì mattina ho lavorato con sei bambini di sette-otto anni affetti da ritardo di linguaggio, ipoacusia, DSA, ritardo cognitivo e iperattività.

Tutti elementi che poi si riflettono negli apprendimenti scolastici, scatenando performance ridotte, quando non scarse, difficoltà d'attenzione, motivazione insufficiente alla letto-scrittura.

Cominciamo a giocare, dunque. Giochiamo nello spazio, esploriamo, guardiamo, facciamo sì che diventi nostro, riuscendo a comandarlo e a gestire in esso il nostro corpo, non a esserne sopraffatti. Camminiamo nella stanza, riempiamo gli spazi vuoti. Esploriamo gli angoletti più nascosti, quelli dove non va nessuno. E quando al segnale convenuto ci dobbiamo tutti fermare, guardiamo noi stessi e gli altri nello spazio: abbiamo riempito tutta la stanza? O sono rimasti larghi spazi non occupati da nessuno, mentre siamo tutti vicini in pochi metri?

Dopo qualche minuto, i bambini ci provano gusto e riempiono lo spazio in maniera omogenea. Ogni volta che fermo la camminata, ciascuno ha trovato il proprio spazio, non ha invaso e non è stato invaso da altri. Ci viene spontaneo sorridere, nella stanza c'è posto per tutti, siamo comodi, possiamo camminare liberamente senza darci fastidio.

Proviamo adesso a trasferire su un foglio questa esperienza. "Come?" domandano i bambini. È presto detto: prendo un bel foglio grande e affermo che è la riproduzione della stanza in cui siamo.

Ora chiedo a ciascuno di scegliere un elemento fisso della stanza, e di indicare sul foglio dove si trovi. Man mano disegno tutto quel che viene nominato ed ecco apparire il pianoforte a sinistra, le finestre a destra, il tavolo grande in fondo. Passando il foglio ai bambini, ciascuno sceglie il pennarello preferito e disegna il cerchietto di se stesso nella porzione di foglio dove ritiene che ci sia maggior spazio.

Il foglio ha dunque riprodotto graficamente lo spazio diventato nostro: la nostra stanza, i nostri amici e ciascuno di noi, in un insieme armonioso e colorato, dove c'è spazio per tutti. Guardandolo è un po' come vedere il tutto dall'alto, da un'altra prospettiva, e ciascuno comprende ancor meglio il senso del gioco appena fatto.

Lo spazio per tutti c'era anche prima, ovviamente, ma solo ora l'abbiamo scoperto, dopo che ne abbiamo fatto esperienza e l'abbiamo rappresentata graficamente.

Dopo qualche minuto di esplorazione libera, grazie al segnale convenuto che indica lo stop, si passerà a chiedere di assumere tutti la posizione neutra, già esplicitata nel capitolo I.

Prima di introdurre i parametri della velocità, si può giocare con il proprio corpo, inventando uno alla volta buffe modalità di camminata, che tutto il gruppo deve riprodurre insieme all'ideatore per qualche minuto. Il trasferire su noi stessi ciò che vediamo fare a un altro implica già un elevato livello di attenzione, osservazione e capacità di traslazione, grazie all'attivazione dei neuroni specchio. Ciò nonostante non di rado i partecipanti al laboratorio invertono la destra con la sinistra, riproducono il movimento in maniera grossolana e imprecisa, perdendosi qualche dettaglio. Lo stesso ideatore, se non ha ancora esercitato pienamente la propriocezione di tutti gli elementi corporei, potrebbe non essere in grado di riprodurre esattamente l'andatura per un periodo di tempo significativo, modificando sensibilmente la posizione, la velocità o un micromovimento senza neppure accorgersene. La presenza del teatroterapista sarà funzionale a colmare queste lacune. Se necessario questi fermerà tutto il gruppo per qualche momento, intervenendo sull'osservazione e il recupero degli elementi perduti da qualcuno durante il percorso.

Una successiva attività che è possibile compiere a coppie, esercita la percezione, l'ascolto e l'accoglienza del corpo dell'altro, modificando la propria andatura e di conseguenza il proprio respiro, per adeguarlo a quello del compagno. Si tratta di procedere in coppia con un amico, possibilmente di altezza simile, mantenendo sempre un elemento del corpo in contatto. Non è possibile staccarsi finché non sia il conduttore a permetterlo. L'andatura non sarà troppo difficoltosa quando il mio braccio destro deve restare "incollato" al sinistro del mio compagno. Ma immaginate la difficoltà quando saranno le ginocchia a doversi attaccare, o addirittura la testa o la schiena. Il teatroterapista sceglierà solo l'elemento di contatto, sarà la coppia in completa autonomia a dover trovare la *direzione* in cui muoversi, l'*orientamento* nello spazio a disposizione, la *reimpostazione dello schema corporeo* necessaria a potersi muovere in maniera tanto non convenzionale, la velocità adeguata e così via. La coppia può poi aprirsi a un nuovo elemento e diventare pertanto un trio, che non avrà difficoltà a camminare se il punto di contatto richiesto è il dito indice o il polso o il gomito, ma di certo dovrà rallentare, spostare il peso e accordarsi gli uni con gli altri laddove la richiesta interesserà una spalla, il naso, l'orecchio, il piede destro e via di questo passo. Non di rado questo tipo di gioco si traduce in camminate buffe e divertenti che fanno ridere i partecipanti e contribuiscono alla cementificazione del gruppo e di un clima allegro e leggero che permette a tutti di lavorare serenamente.

Torniamo adesso al lavoro singolo e introduciamo la variabile della *velocità*. Associamo la rapidità crescente ai numeri. La scala utilizzata è da uno a dieci, in cui il numero cinque corrisponde all'andatura normale, come se facessimo una passeggiata non troppo lenta. Dal sei si aumenta la velocità e dal quattro la si rallenta. Il conduttore partirà chiedendo al gruppo di camminare a velocità cinque e dopo qualche secondo varierà il numero costringendo il gruppo a rallentare all'improvviso (per esempio passando dal cinque al due) o velocizzare (pronunciando poi l'otto o il nove), sempre con un momento di pausa prima di introdurre la successiva modalità, necessaria a far sì che "la lavagna si cancelli" e possa essere pronta a fare altro.

In questa prima parte dell'attività si prende sempre più coscienza del proprio corpo nelle sfumature del movimento: la differenza che c'è tra numeri vicini, come il cinque e il sei, è molto sottile, eppure deve essere visibile; concentriamoci al punto di riuscire a variare la nostra camminata in modo appena più veloce o di poco più lento.

Una volta che tutto il gruppo si è perfettamente appropriato di questo lavoro sul concetto di grandezza tramite il movimento, si può passare alle *caratteristiche ambientali*, immaginando che la stanza diventi all'improvviso una spiaggia d'estate con la sabbia che scotta, un laghetto ghiacciato, un marciapiede ricoperto da chewing-gum che si appiccicano alle scarpe, e così via. Noteremo come sarà molto più facile per il gruppo approcciarsi a questa seconda fase del lavoro, in quanto l'attività immaginativa grazie alla quale la stanza diviene per esempio una foresta intricata, coinvolge immediatamente sia il corpo che l'andatura, facendogli compiere senza alcuno sforzo i movimenti idonei alla situazione.

È invece leggermente più complesso il passo successivo, ovvero camminare ponendo l'attenzione su determinate *caratteristiche fisiche personali*: mi fa male la testa, ho mangiato troppo, ho la caviglia slogata, ecc. Nonostante il lavoro sulla propriocezione corporale realizzato in precedenza, avviene non di rado che qualcuno afferri saldamente la propria coscia e la trascini come un macigno, mentre l'operatore ha detto che abbiamo solo un sasso nella scarpa. Ecco quindi una nuova occasione per fermare l'interessato e far sì nuovamente che egli riesca a percepire il proprio corpo, magari aiutato dallo "specchio" di qualcun altro, in modo che possa rendersi conto se la posizione presa sia consona alla richiesta o meno.

Passiamo adesso alle *motivazioni* che supportano il movimento: come sarà la mia camminata se ho perso le chiavi di casa, sto facendo tardi a scuola, o proprio non ho voglia di recarmi dal dentista?

Infine si giunge ad associare l'andatura alle *emozioni*: sono triste, sono felice, sono impaurito. In questo momento non c'è la fantasia che ci aiuta con l'immagine di un ambiente o di una cosa che ci è accaduta, come l'aver mangiato troppo. Qui dobbiamo scavare dentro di noi e recuperare un'emozione, che farà poi scaturire il movimento spontaneamente. Può anche essere l'occasione per chiedere ai partecipanti quando si provi tale emozione o talaltra, magari raccontando un episodio specifico accaduto loro. Successivamente proviamo a muoverci restando concentrati sull'emozione prescelta: vedrete che il corpo la esprimerà senza sforzo. Osserviamo gli altri: ognuno di noi ha una diversa modalità di esprimere la gioia o la rabbia, è interessante vedere come la esprime il mio amico. Usciamo fuori dalla stanza e osserviamo le persone che casualmente passano nel corridoio. Cosa stanno esprimendo? Sono distratte? Concentrate? Stanche? Arrabbiate? Allegre? Lo stesso tipo di osservazione si può effettuare tramite le foto di una rivista.

In ultimo sarà interessante *mescolare* le velocità della camminata con gli stati fisici, gli ambienti, le emozioni o le motivazioni: per esempio ho tanta fame a velocità 4, mi sento offeso a velocità 7, mi trovo nel deserto a velocità 9, devo salire sull'autobus a velocità 2. È inevitabile a questo punto riflettere sul fatto che determinate emozioni o stati d'animo e condizioni fisiche ci porterebbero naturalmente ad aumentare la velocità, come la paura o la fretta; altre come la tristezza o il dover cercare qualcosa, a rallentare. È pertanto molto divertente (e ancora una volta lavora su un elevato grado di concentrazione) giocare con i contrasti, scegliendo una velocità alta laddove verrebbe naturale andar lenti e viceversa.

Come detto precedentemente, in ciascuna di queste fasi del lavoro, uno degli operatori o anche i partecipanti, intervallano il movimento con il battito di mani, che simboleggia il segnale dello *stop* e introduce il concetto di *pausa*. Ciascuno deve fermarsi esattamente nella posizione in cui si trova, senza riprendere l'essere neutro. È questa l'occasione per tutto il gruppo di osservarsi reciprocamente: non è raro che ciascuno abbia preso una posizione diversa, ma che ognuna sia pregna di significato.

Mantenendo l'immobilità anche dopo aver osservato i compagni, passiamo a lavorare su un altro piano ovvero sul *linguaggio spontaneo congruo e contestuale*. Con il corpo perfettamente immobile, come se fosse una fotografia, chiedo a ognuno a turno di pronunciare la prima parola o frase che affiori sulle sue labbra. Se per esempio stiamo lavorando sull'aver perso le chiavi e un ragazzo si è fermato con le gambe aperte, le mani fra i capelli, gli occhi sbarrati e lo sguardo sul pavimento, è probabile che pronuncerà la frase: "Oddio, ma dove le ho messe?" oppure "Mamma questa volta mi ammazza!". Se invece è un bambino a fare l'esercizio la frase probabilmente sarà "Dove sono le mie chiavi?" oppure "Devo trovarle!" In questo momento scaturiscono frasi assolutamente adeguate al contesto, magari non perfette dal punto di vista lessicale, ma che spesso sorprendono sia il paziente che i terapisti per la loro conformità e non di rado originalità.

Non smettiamo mai di stupirci di quanto il corpo espressivo supporti e stimoli nell'immediato il linguaggio consono alla situazione data.

Diario di laboratorio.

Camminiamo nello spazio, liberamente. Al battito di mani ci fermiamo, ognuno nella posizione in cui si trova. Una delle terapiste ne assume una del tutto particolare, quindi invito il gruppo a guardarla e riflettere su cosa potrebbe fare in quella posizione. Emergono varie idee e tutte sono adeguate. Esorto i partecipanti a prendere con il proprio corpo la stessa posizione della terapista. Una volta capito il meccanismo del gioco, quando ricominciamo a camminare e ci fermiamo nuovamente, ognuno di loro prende una posizione particolare o buffa, e ogni volta ci soffermiamo a osservare uno di noi, che naturalmente deve stare fermo per tutta la durata dell'osservazione da parte degli altri.

Una volta che tutti sono stati osservati, chiedo loro di sedersi a terra e sulla lavagna scrivo sei ruoli: il *maleducato*, il *pittore*, la *principessa*, il *bambino*, la *maestra*, il *pilota*. Ciascuno ne deve scegliere uno senza comunicarlo agli altri, entrare nello spazio scenico e mettersi nella posizione del personaggio scelto. Il gruppo cercherà di indovinarlo. L'immagine del personaggio scelto apparsa nella nostra mente deve pertanto trasferirsi a tutto il nostro corpo in posizione statica. Alcuni dei partecipanti iniziano, ma non sono soddisfatti, e cercano di "aggiustare" in corso d'opera la posizione presa. Li esorto a ricominciare da capo, cancellando la performance precedente. Non abbiamo fretta, si può riprovare tutte le volte necessarie.

Una volta che ciascuno si è appropriato degli elementi che ho citati e ha fatto esperienza del proprio corpo nello spazio, si può passare a creare insieme un piccolo racconto basato sulla sequenza scenica delle camminate.

Diario di laboratorio.

Nel laboratorio di questa mattina sono presenti cinque bambini di sei, sette anni, affetti da ipoacusia, DSA, ritardo di linguaggio, goffaggine motoria, lieve disabilità intellettiva. Qualcuno esprime atteggiamenti oppositivi e di intolleranza alle frustrazioni, qualcuno prevarica gli altri ponendosi sempre al centro dell'attenzione; altri sono invece eccessivamente inibiti e tendono a restare sempre ai margini dell'azione.

Iniziamo camminando nello spazio. Subito inserisco nella andatura cinque azioni diverse e cinque conseguenti modalità di camminare. Iniziamo con una piacevole passeggiata su un prato, a cui segue il farsi male a una caviglia che ci porta a zoppicare; poco dopo comincia a piovere e ci bagniamo, ma troviamo presto un riparo dove cerchiamo di sgrullarci la pioggia dai capelli e dai vestiti; a questo punto siamo stanchi e torniamo a casa.

Man mano riflettiamo su come cambia il corpo nelle diverse azioni e come fa altrettanto l'espressione del viso. Quindi, per far mantenere loro la postura e l'espressività per un lasso di tempo abbastanza lungo, organizzo un percorso per i partecipanti: devono camminare da un lato all'altro della stanza in uno dei cinque modi scelto da me. Quindi divido il percorso a metà: fino a un dato punto camminiamo in un modo, per esempio passeggiando, e poi in un altro, per esempio sotto la pioggia. I bambini devono quindi mantenere corpo, camminata ed espressione del viso per tutta la durata del percorso.

Settimana successiva:

Davide (nome di fantasia) arriva piangendo, ha litigato in corridoio con la mamma. Quando gli chiedo quale sia il problema, mi dice che non voleva venire, è stanco. Allora, per farlo ridere, dico che anch'io ho tanto sonno e che la mattina vorrei proprio dare un pugno alla sveglia. Mimo il tutto esagerando molto, lui immediatamente sorride, abbandonando l'espressione torva da arrabbiato. Quindi chiedo a tutti loro cosa vorrebbero rompere la mattina appena aprono gli occhi. La maggioranza dice la sveglia, e pertanto tutti mimiamo il movimento dei calci o dei pugni alla sveglia, ridendo. È tutto passato!

Riprendiamo le cinque camminate di sette giorni fa, ma stavolta chiedo loro di aggiungere le battute: quindi di volta in volta uno dei partecipanti deve dire cosa gli viene spontaneo nella posizione assunta dal corpo in ciascuno dei cinque momenti individuati la volta scorsa. Spesso, per lo sforzo di pensare, qualcuno lascia la posizione della caviglia storta o dell'esser bagnati dalla pioggia; lo esorto a riprenderla, affinché il corpo suggerisca alla mente le parole da dire, affinché l'espressione verbale sia supportata da quella corporale.

Una volta che abbiamo identificato cinque battute, ciascuna relativa a uno dei momenti scenici, ci sediamo e chiedo a Enrico (altro nome di fantasia, come i successivi) di trascriverle. So bene che quest'ultimo si rifiuta sempre di scrivere; stavolta invece esegue il compito senza protestare. Probabilmente la motivazione a farlo in relazione a una scena teatrale gioca un ruolo fondamentale nel non mettere in campo i soliti meccanismi di intolleranza nei confronti di un compito specifico o quelli dichiaratamente oppositivi. Gli altri devono nel frattempo disegnare i quattro momenti. Davide afferma di non essere capace a disegnare, lo esorto quantomeno a provare e realizza un disegno bellissimo di se stesso sotto la pioggia. Alessio ritrae il bambino a casa con il letto vicino. Quando gliene chiedo il motivo mi risponde che Enrico nella battuta finale aveva detto "Mamma mia che stanchezza vorrei proprio andare a letto"; Alessio ha dunque colto quest'elemento e lo ha trasportato nel disegno. Gianni riproduce la passeggiata iniziale.

Giovedì successivo:

Riprendiamo i disegni fatti la volta scorsa, che non eravamo riusciti a terminare per mancanza di tempo. Enrico legge le battute senza difficoltà, le associa a ogni disegno e li rifinisce insieme agli altri. Tutti insieme aggiungono particolari dell'ambiente e della storia. Quindi ciascuno riproduce nello spazio scenico la sequenza che abbiamo inventato. A turno recitano il bambino che esce di casa per fare una passeggiata, inciampa e si fa male, viene sorpreso dalla pioggia e così via, trattenendo nella memoria a breve termine le battute ideate una settimana fa. Enrico aggiunge qualche altro elemento verbale, Alessio e Davide tendono a sottrarre, riducendo le frasi all'osso. Il primo per cadute sulla memoria, il secondo per forte inibizione. Gianni deve fissare più volte nella memoria la corretta sequenza degli eventi, prima di riuscire a recitarli nel giusto ordine, ma in ogni caso tutti riescono a portare a termine il compito assegnato. Le scene verranno poi concluse con grandi applausi e complimenti per ciascuno.

Questo lavoro ha fatto sì che ciascuno dei partecipanti si sia esercitato su *azioni* sceniche, *sequenza* spazio-temporale, *rapporti* di causa-effetto, *movimenti* espressivi, *frasi* adeguate al contesto, *me-*

morizzazione, *riproduzione* grafica e pittorica, *rappresentazione*. Il tutto sempre mantenendo un clima allegro e giocoso, in cui gli apprendimenti possano succedersi senza particolare sforzo.

3.1 Le sequenze e la geometria

Nel paragrafo precedente abbiamo introdotto l'elemento della sequenza scenica. Come già detto, la sequenza testè mostrata era costituita da cinque momenti messi in successione e concatenati l'uno all'altro nel tempo e nello spazio. In effetti ogni improvvisazione o scena scritta e pertanto memorizzata, è composta da una o più sequenze, ovvero da un insieme di elementi narrativi ordinati e progressivi, legati fra loro da forze di causa/effetto o da semplice progressione temporale.

Tutto ciò è ancor più evidente in fase di costruzione dello spettacolo.

Un anno mettemmo in scena *Quando vincemmo la paura*[29], drammaturgia originale ambientata in un castello abbandonato pieno di fantasmi, vampiri, mummie e varie creature spaventose. Uno dei gruppi di attori era costituito da sette bambini di cinque anni affetti da varie patologie, come l'ipoacusia, i DGS, e la disorganizzazione spazio-temporale. I bambini avevano scelto di interpretare i topolini. Per farli entrare in scena al segnale del suono del gong del maggiordomo, avevo loro assegnato una sequenza numerica all'interno della quale a ciascuno corrispondeva un numero. I bambini si preparavano dietro le quinte nella fila sequenziale, e una volta entrati in scena anche lo svolgersi delle loro battute seguiva la stessa sequenza: pertanto Antonio, che era il numero uno, aveva sempre la prima battuta, Elena la seconda visto che era il numero due, e così via fino a sette. Senza che il pubblico se ne accorgesse, la posizione numerica veniva sempre conservata. I bambini si erano completamente impadroniti della loro sequenza e la riproducevano senza sforzo, sia dal punto di vista spaziale che dialogico.

Nel corso della scena naturalmente i topolini cambiavano spesso posizione sul palco, e anche lì entravano in gioco le sequenze: mi accorsi ben presto che erano talmente bravi da poter tranquillamente saltare al passo successivo, tanto che ad un certo punto la sequenza interessava solo i numeri dispari e poi solo i numeri pari.

29 Lo spettacolo fu realizzato nel luglio del 2016.

Inoltre, dal punto di vista geometrico, i bambini recitando creavano sul palco rette, diagonali, cerchi, semicerchi e altre figure come quadrati o triangoli. Cambiando le posizioni facevano altrettanto con le figure geometriche, nelle quali ciascuno di loro era un punto cardine. Bastarono loro poche prove per memorizzare tutta la sequenza scenica, sia dal punto di vista verbale che posizionale sul palco, con aggiunta ovviamente anche di azioni ed espressività.

Preparazione dello spettacolo "Teatrando...impariamo!"[30]

Il giovedì partecipano al laboratorio teatrale cinque bambini fra gli otto e i dieci anni con difficoltà che variano dall'ipoacusia all'iperattività al DSA.

Il lavoro che ho scelto di mettere in scena con loro ha preso spunto da una delle attività più usate delle logopediste: le storie in sequenza. Ogni terapista, infatti, dispone di una scatola con moltissime carte che a gruppetti di tre, quattro o cinque, narrano una storia in sequenza. La terapista fornisce al paziente uno di questi gruppetti di carte, ovviamente mescolate fra loro, e il bambino le deve riordinare intuendo la sequenza spazio-temporale della storia. Successivamente egli deve raccontare alla terapista ciò che accade nelle figure delle carte, individuando personaggi, tempo, luogo, azione e reazione. Spesso mi è capitato di far recitare ai ragazzi una storia in sequenza, come esercitazione. Il lavoro svolto con questi cinque bambini quest'anno confluisce nello spettacolo *Teatrando... impariamo!*

L'obiettivo che mi sono prefissata è il mantenimento di un alto livello d'attenzione per tutta la durata della messinscena, l'organizzazione spazio-temporale grazie alla gestione dello spazio e degli elementi scenici, la collaborazione all'interno del gruppo.

Ho creato un'entrata dei bambini in fila indiana, e un passaggio di battute fra loro molto simili, che ricorda il gioco della "scossa". Battute in cui devono continuamente mantenere l'attenzione al compagno di destra e a quello di sinistra, e al momento esatto in cui pronunciare la propria frase, perché il tutto è sostenuto da un ritmo serrato. Non si possono verificare cali d'attenzione né l'ansia da prestazione può farla da padrone, portando i nostri a pronunciare la battuta troppo in fretta prevaricando i compagni.

Una volta entrati in scena, gli attori si trovano a recitare tre volte la favola di *Cappuccetto Rosso*, cambiando sempre il personaggio e

30 *Teatrando... Impariamo!* Andò in scena nel maggio del 2014.

la modalità recitativa. Devono pertanto tenere a mente gli abiti da indossare in quanto si cambiano in scena, il successivo personaggio da interpretare e le conseguenti battute e azioni da compiere. Inoltre lo spazio scenico è idealmente diviso in cinque strisce, ciascuna associata a uno dei cinque personaggi e all'inizio di ogni sequenza l'attore si posiziona nello spazio che appartiene al suo personaggio.

Pertanto i nostri non possono mai avere cali d'attenzione e devono anche collaborare moltissimo passandosi abiti e oggetti e scambiandosi di posto al momento giusto. Ed è davvero bello vedere come si suggeriscono, come si dicono l'un l'altro: "tu adesso stai qui! Prendi la coda, che devi fare il lupo", oltre a recitare in maniera davvero spassosa.

3.2 L'orientamento e la direzione

L'orientamento nello spazio e nel tempo è la capacità di saper dirigere il proprio corpo secondo tali principi, ovvero sapersi disporre e agire in funzione di diverse situazioni, diversi contesti sociali come lo sport o la scuola, tanto per dirne due tra le più frequenti.

Nell'orientamento spazio-temporale entrano in gioco le capacità visive, acustiche e cinestesiche, che devono riuscire in poche frazioni di secondo a integrarsi e collaborare, per consentire all'individuo una buona riuscita nel contesto in cui si trova. Il laboratorio teatrale è pertanto il banco di prova più adeguato per riprodurre e "allenarsi" alle più diverse situazioni, del tutto simili alla vita reale.

Spesso mostro ai ragazzi un'entrata in scena in cui oriento e dirigo il corpo, le azioni e la voce in un certo modo (parlo ad alta voce, faccio gesti grandi ed evidenti, mi muovo su tutto lo spazio) e chiedo loro di identificare il contesto nel quale ho fatto finta di trovarmi; i ragazzi, dopo qualche tentativo, identificheranno il mercato, o la strada, o il parco giochi. Poco dopo faccio l'opposto: parlo sottovoce, entro in scena timidamente, mi siedo da una parte facendo movimenti minimi e il minor rumore possibile. Subito qualcuno esclama che sono in una chiesa, o a scuola arrivata in ritardo. Una volta un bambino di quarta elementare addirittura immaginò che ero in un negozio e volevo rubare, quindi facevo di tutto per non farmi notare.

Dopo qualche esempio, mi fermo con il gruppo a riflettere sulle varie modalità in cui ho utilizzato il corpo nello spazio a seconda delle diverse situazioni, e come ho cambiato anche l'emissione vocale. Quindi lavoriamo sull'orientamento e la direzione.

Con i ragazzi più grandi si può lavorare partendo dalla macro-azione, ovvero mostrare tramite la mia recitazione il corpo che si orienta nello spazio, analizzarlo con loro e poi lavorarci tutti insieme sezionando le micro-azioni necessarie al raggiungimento dell'obiettivo. È come mostrare loro un bel disegno, poi scomporlo come fosse un puzzle in tante tessere diverse ma ugualmente importanti, e infine assemblare di nuovo il tutto realizzando un'opera che sarà ancor più bella della precedente. Con i bambini più piccini, che non hanno ancora accumulato un numero necessario di esperienze atte a riconoscere i vari contesti, e tanto meno hanno consapevolezza del proprio corpo nello spazio e nel tempo, è invece necessario partire subito dalla topologia, facendogliela vivere e sperimentare con il proprio corpo o quello dei loro amici.

Diario di laboratorio

Questa mattina conduco il laboratorio con un gruppo di bambini di 6/7 anni, fanno la prima e la seconda elementare. Sono affetti da ipoacusia, disabilità intellettiva, DSL[31], DSA, disprassia e disorganizzazione spazio-temporale. Oggi i nostri non riescono proprio a restare fermi, e se mi attardo a dialogare con uno di loro, subito gli altri si distraggono, facendo interventi non contestuali, muovendo parti del corpo senza neanche accorgersene, ridendo a sproposito. Pertanto, dopo qualche minuto nel cerchio dei saluti iniziali, dico loro "Forza, tutti in piedi! Prendete il vostro spazio nella stanza. Cominciamo tutti insieme a camminare. Quando vi fermo con il battito delle mani, dovrete dirmi la prima cosa che vedete di fronte a voi e di che colore è". I pre-requisiti necessari a compiere quest'attività sono il movimento e la pausa. Ma spesso i nostri bambini non hanno consapevolezza di nessuno dei due. Chiedendo loro di dirmi la prima cosa che vedono, sto stimolando un altro pre-requisito ovvero l'organizzazione topologica dell'ambiente, che implica orientamento e direzione. Ma date le loro difficoltà, allo stop invece di guardare il primo oggetto davanti ai loro occhi, osservano la fonte dell'informazione acustica (infatti le prime volte guardano subito me). L'informazione visiva sarebbe altrettanto prevalente se vi fosse una buona organizzazione, che sottintende orientamento e direzione. In più ci sono le informazioni topologiche: sopra, sotto, lontano, vicino, destra e sinistra. Se questi parametri spaziali non sono stati conquistati come pre-requisiti, è difficile che un paziente riesca a portare fino in fondo un gioco di questo

31 DSL: Disturbo Specifico del Linguaggio è un disturbo del linguaggio che non permette al bambino di svilupparlo armoniosamente e spontaneamente nei tempi giusti. Non è collegato ad altre disabilità o disturbi del bambino stesso.

tipo. Esattamente come l'alunno che è in classe e sente una porta sbattere o una sedia scricchiolare e invece di perseguire l'obiettivo didattico si gira verso la fonte uditiva che cattura tutta la sua attenzione.

Tornando al gioco di quel giovedì mattina, dopo qualche minuto di smarrimento iniziale, i bambini riuscirono a fermarsi, fissare lo sguardo avanti a sé e nominare l'oggetto con il relativo colore. Quindi passai a una cosa leggermente diversa: chiesi loro di camminare a testa bassa, con le mani dietro la schiena. Avrebbero dovuto fermarsi al segnale convenuto, ma potevano alzare gli occhi e guardare cosa c'era davanti a loro solo allorché avessi pronunciato il loro nome. Ecco che anche qui si riaffacciano le capacità inibitorie, del movimento (tutti insieme) e del linguaggio (uno alla volta, senza sapere quando sarà il proprio turno). Dopo qualche minuto, i partecipanti ci avevano talmente preso gusto al compimento del gioco, che erano attentissimi, e non precedevano di un secondo la loro chiamata.

Diario di laboratorio.

Prendo una palla per giocare insieme a sei pazienti affetti da ipoacusia, DSA, ritardo di linguaggio, disorganizzazione spazio-temporale, bassa autostima, disturbo d'ansia. Ci mettiamo tutti in cerchio e informo i presenti che stiamo per cominciare a passarci la palla guardandoci negli occhi. Ma mentre osservo intensamente uno di loro, passo la palla a un altro componente del cerchio, che ovviamente non se l'aspetta e non riesce ad afferrarla in tempo. Tutti ridono e lui dice: "Non vale! Stavi guardando lui, non me!". Mentre continuiamo a sorridere, spiego che la persona che guardo e quella a cui tiro non devono essere la stessa. Compresa la regola, tutti si mettono a giocare, sforzandosi di mantenere lo sguardo in una direzione e lanciare la palla in un'altra. Ecco che stiamo esercitando le facoltà di *orientamento* e *direzione* in posizione statica. Una volta che tutti abbiamo lanciato la palla almeno tre volte, inserisco un elemento di disturbo: mi sposto al fianco del ragazzo che sta per lanciare e cerco di distrarlo con frasi buffe o complimenti. Pertanto, il ragazzo deve guardare in una direzione, lanciare in un'altra, ascoltare ciò che dico e inibire la risposta linguistica, rimanendo in silenzio. Abbiamo aggiunto l'*attenzione divisa* e la *concentrazione* per l'esecuzione del compito, all'esercitazione degli elementi già citati.

Con pazienti più grandi, nel corso del pomeriggio ho aumentato la difficoltà di questo gioco: oltre ai principi già illustrati, la persona che ha la palla in mano deve anche rispondere alle mie domande, e compiere l'azione del lancio contemporaneamente alla risposta. Una volta che la palla è stata afferrata da un altro, tutti coloro che non hanno la medesima in mano devono cambiare posizione, mentre quello che ce l'ha deve restare fermo, inibendo le facoltà motorie. Quindi scegliere velocemente un compagno da guardare, dirigere il lancio verso un'altra direzione, ascoltare la domanda e rispondere adeguatamente. Uno dei nostri ragazzi era talmente concentrato sul riuscire a gestire contemporaneamente tutti questi input e queste azioni, che pur avendo ricevuto la semplice domanda: "Qual è il tuo colore preferito?", non riusciva assolutamente a elaborare la risposta e le parole che spontaneamente affioravano alle sue labbra furono: "Non lo so... non mi ricordo...". Provando e riprovando più volte il gioco, una volta che riuscì a sentirsi sicuro sull'aspetto motorio, che aveva finalmente padroneggiato, riuscì anche a rispondere adeguatamente alla domanda.

Dopo aver fatto un altro gioco sulle abilità di trasformare un oggetto in qualcos'altro rispettandone però forma e grandezza, chiesi ai ragazzi di realizzare una piccola improvvisazione singolarmente, dando loro solo qualche piccola indicazione, tutto il resto potevano inventarlo. Il primo che si buttò nella recitazione ci fece molto ridere per l'ironia contestuale con la quale aveva scelto di recitare. Ma purtroppo le nostre risate ebbero l'effetto di bloccarlo, distraendolo e facendogli perdere il filo del discorso, tanto che non riusciva più ad andare avanti. Peccato, visto che era partito così bene! Dopo avergli fatto molti complimenti sulle idee che gli erano venute e la loro realizzazione, davvero spassosa, richiamai alla sua mente l'esperienza vissuta poco prima: "Ti ricordi il gioco con la palla che abbiamo appena fatto? Come sei stato bravo a mantenere la concentrazione e compiere le azioni richieste pur con tutti le distrazioni che avevo inserito per farti sbagliare! Ora devi trasferire sulla scena queste competenze: hai deciso cosa recitare, chi essere, il luogo in cui ti trovi. Se il pubblico ride è buon segno, significa che sei davvero bravo. Ma questo non deve farti distrarre, altrimenti tutto il tuo talento è sprecato. Cerca di mantenere la concentrazione e termina il compito che ti sei prefissato, in questo caso la scena così come l'avevi concepita".

Inutile dire che ci riprovò, fu spassoso, noi ridemmo molto e la scena risultò perfetta: riuscì a non distrarsi nemmeno per un secondo.

Tutte le attività e i giochi del laboratorio di Logoteatroterapia avvengono all'interno di un insieme di persone che hanno più o meno la stessa età, ma possono essere affetti o meno dalle più disparate patologie. Si ricrea così, in piccolo, esattamente ciò che avviene nel gruppo-classe a scuola o nella squadra dello sport praticato, nella comitiva sotto casa o in quella del parco.

Le attività che si possono svolgere insieme sono davvero innumerevoli. Spesso inizio con un gioco[32] allegro e coinvolgente per cementificare le relazioni all'interno del gruppo e creare un'atmosfera allegra e rilassata, ottimo preludio al lavoro che seguirà. Mi sono trovata spesso a insegnare giochi classici da cortile della mia infanzia, che ormai non tutti conoscono più, come ruba bandiera, campana, i quattro cantoni, oltre ai celeberrimi nascondino, uno due tre stella, color color, eccetera.

Ciascun gioco esercita inconsapevolmente varie funzioni esecutive come l'attenzione sostenuta, la pianificazione, l'inibizione. Interviene sulla sintesi visuo-spaziale, sull'organizzazione spazio-temporale, il problem-solving. Inoltre spesso vi sono vincitori e perdenti, motivo per il quale i giochi intervengono inevitabilmente sull'aumento della tolleranza alle frustrazioni.

Diario di laboratorio.

È innegabile che per recitare insieme, ma ancor prima per comunicare, sia necessario guardarsi negli occhi. È il primo contatto che stabiliamo con un'altra persona, e già ci fa capire una quantità di cose visto che dagli occhi dell'altro passano le emozioni, gli stati d'animo, l'interesse o il disinteresse... Ma appena dico a un paziente affetto da ADHD o disturbo dell'attenzione o disturbo d'ansia o disabilità intellettiva o iperattività di guardare negli occhi un altro, ecco che è difficile per lui riuscire a farlo per più di qualche secondo o decimo dello stesso. Occorre trovare un altro modo, occorre fornirgli una motivazione talmente potente che non possa farne a meno.

Troviamo un gioco, allora. Uno per il quale sia assolutamente necessario guardarsi negli occhi per vincere. È presto detto: il gioco dei *quattro cantoni* fa al caso nostro. Brevemente spiego ai quattro partecipanti le regole e poi

32 Come già esplicitato nell'introduzione, in molte lingue europee il vocabolo "recitare" coincide con il "giocare". Il teatro e il gioco hanno numerosi elementi in comune.

mi metto anche io a giocare con loro, visto che occorre essere in cinque. Nel gioco dei quattro cantoni una persona sta al centro della stanza o del cortile e deve rubare il posto a uno degli altri quattro, posizionati agli angoli dello spazio, mentre si scambiano di posto. La regola dei quattro cantoni è che coloro che si trovano negli angoli, per scambiarsi di posto due a due, devono guardarsi negli occhi e trovare un'intesa solo con lo sguardo, senza proferire parola. Si possono muovere in avanti, a destra o sinistra o in diagonale, mentre chi sta al centro compie una continua rotazione su se stesso per tenere d'occhio i movimenti degli altri.

Tutti devono osservare attentamente i compagni, se non vogliono perdere e ritrovarsi al centro, e lo sguardo corredato dalle espressioni del volto funge tra tutti come vero e proprio linguaggio relativo alla situazione di gioco.

Vedo gli stessi giocatori una settimana dopo. Ora ci guardiamo negli occhi dicendo buongiorno, per qualche secondo in più rispetto alla volta precedente. Lo sguardo viene cercato, accolto, sostenuto. Lo sguardo, ovvero *la prima porta che apro a chi mi sta vicino.*

Le attività specifiche del laboratorio teatrale da svolgere in gruppo sono molteplici. I giochi per costituire il gruppo (come *il lupo e le pecore, tre nasi*[33], o *swish*[34]) sono sempre attività da svolgere all'inizio dell'incontro. Quelli che verranno proposti in seconda istanza lavorano in maniera più indicata ad allenare specifiche competenze. Il celeberrimo gioco della scossa, di cui esistono numerose varianti, pone l'attenzione sull'entrare in relazione e comunicare con l'altro attraverso la semplice stretta di mano. Il gruppo si dispone in cerchio e tutti si prendono per mano. Colui che inizia a "mandare la scossa" non deve avvertire gli altri del momento scelto per farlo, ma a suo piacimento sceglie quando stringere la mano al compagno di destra o sinistra. Questi riceve la scossa e dovrà stringere la mano al compagno successivo e così via fino a chiudere il cerchio. Ciascuno quindi riceve e trasmette il messaggio, costituito solo dalla stretta di mano, seguendo la direzione impostata precedentemente; aspettando il proprio turno; non stringendo troppo (equivale a gridare) o troppo poco (equivale a sussurrare). Il tutto termina quando il cerchio si chiude, ovvero quando l'iniziatore riceve a sua volta la scossa dalla parte opposta a quella d'inizio. Il gioco deve avvenire possibilmente a occhi chiusi: la scossa, ovvero il passaggio della stretta, va

33 Fonte: Pitruzzella *Manuale di teatro creativo*, Ed. Franco Angeli.

34 Fonte: Leonardo Spina, si basa sul veloce passaggio di una pallina immaginaria con vari gradi di difficoltà.

percepito con le proprie mani, giammai attraverso gli occhi.

Dopo aver sperimentato il semplice passaggio in una direzione, il conduttore può inviare due scosse, stringendo la mano sia al compagno di destra che a quello di sinistra. Il messaggio è quindi doppio, così come duplice è la direzione che prende. Ciascuno riceve da destra e restituisce a sinistra, ma poco dopo avverrà l'inverso: riceverà da sinistra e dovrà restituire a destra. Facile intuire come occorra un'elevata dose di concentrazione per riuscire a gestire le informazioni, le direzioni, il dare e ricevere, il tempo, l'intensità. Esattamente come avviene nella vita reale in cui ciascuno di noi si trova spesso, suo malgrado, a dover gestire più richieste contemporaneamente, anche di diversa natura.

Un altro gioco che esercita enormemente le capacità relazionali è il *quadro vivente*.

Dopo aver idealmente diviso la stanza in cui ci troviamo a lavorare in spazio scenico (dove si agisce) e platea (da cui si guarda), dispongo tutti i partecipanti in quest'ultima parte, rivolti verso di me. Annuncio che andremo a realizzare un quadro con i loro corpi e chiedo il permesso di poter prendere alcuni di loro per comporre il mio dipinto. Ottenuto il consenso, comincio con il primo. Lo guido per mano e delicatamente lo conduco all'interno dell'ideale cornice, che ho "disegnato" nell'aria col dito qualche istante prima. Tramite la tecnica già utilizzata di Geppetto e il ciocco di legno, modello il prescelto come se stesse giocando a tennis, con tanto di gambe flesse e finta racchetta in mano. Il secondo partecipante che andrò a scegliere, verrà naturalmente collocato sul lato opposto rispetto al primo, nell'atto di eseguire un rovescio con la finta racchetta che ha in mano anche lui. Al centro, ma sul lato del fondale, verrà inserito il terzo, rigido nella sua posizione di arbitro con fischietto in mano. Accanto a quest'ultimo, non possono mancare due spettatori attenti, nell'atto di applaudire, fotografare o semplicemente osservare la partita.

Ovviamente non ho specificato in anticipo quale quadro sarei andata a realizzare, e una volta che annuncio di aver concluso, il pubblico deve indovinare di cosa si tratti. Stimolo ciascuno spettatore a riflettere sull'intera composizione, ad avere una visione d'insieme e comprendere quale tipo di relazione caratterizzi tutti i partecipanti. Scoperto l'arcano, uno degli spettatori dà il titolo all'opera. Gli attori si sciolgono, finalmente (quanto hanno dovuto esercitare l'inibizione per non muovere un muscolo e la propriocezione per mantenere la posizione!) e possono tornare a sedersi.

Il primo tra i partecipanti che avrà l'idea per il prossimo quadro passerà a eseguirla. Si può pertanto continuare fino a che ciascuno abbia realizzato un quadro con i compagni, che gli altri indovinano e a cui danno un titolo esercitando la capacità di sintesi verbale, prima di passare alla fase successiva.

In essa c'è sempre qualcuno che inizia, ma tutti sono poi chiamati a partecipare attivamente, arricchendo l'immagine a loro piacimento.

Il prescelto deve immaginare un luogo o un ambiente, e tenerlo a mente senza condividerlo con nessuno. Quindi si posiziona al centro dello spazio scenico nella posizione che a suo parere rappresenta un individuo nell'ambiente che aveva immaginato. Un secondo attore dopo qualche istante entra nel quadro, e si pone in relazione con il primo assumendo una posizione a lui collegata. A questo punto entrerà un terzo, poi un quarto e così via.

Una volta che almeno cinque persone hanno partecipato alla realizzazione del quadro, si passa alla destrutturazione. Il primo esce dalla cornice, svela quali erano le sue intenzioni, e si pone di fronte a tutti. Così facendo ha la possibilità di osservare ciò che gli altri hanno creato dopo e grazie a lui. Il secondo farà lo stesso, fino a che tutto il quadro verrà smantellato. È davvero interessante e non di rado divertente ascoltare le idee di tutti i partecipanti riguardo a cosa hanno scelto di interpretare per mettersi in relazione con chi era già presente. Spesso è l'occasione per riflettere insieme sul significato di determinati atteggiamenti corporei, che possono intendere una varietà di azioni o emozioni, ma di certo non tutte (una ragazza in atteggiamento severo, schiena dritta, sopracciglia aggrottate e dito puntato difficilmente potrà aver pensato di esprimere una dolce bambina che gioca con le amichette) e su come il nostro corpo può porsi in relazione, sulla varietà di personaggi che possono apparire in tale o talaltra occasione.

Nello *step* successivo si possono inserire le battute. Uno dei ragazzi non partecipa alla creazione del quadro. Lo deve osservare con molta attenzione. Quindi, una volta identificato cosa rappresenti per lui, ha il compito di assegnare un titolo all'opera e attribuire a ogni attore una battuta da pronunciare. Naturalmente si troverà a inserire anche la sequenza delle battute, nonché riflettere sulle relazioni che intercorrono tra gli astanti, sulle azioni che compiono, i rapporti di causa/effetto laddove ce ne siano. L'ideazione e successiva assegnazione di battute recitative può essere compiuta sia da uno degli spettatori rimasti fuori dal quadro che dagli attori stessi, i quali in ordine di entrata, coerenti con quel che intendevano rappresentare e con i rapporti che hanno creato nel quadro, inventano e pronunciano la propria battuta.

Ecco quindi che nel quadro vivente ciascuno ha esercitato le proprie capacità di osservazione del contesto, di messa in relazione, di espressività corporea, di organizzazione dello spazio dato che nel quadro ci dev'essere posto per tutti e ciascuno dev'essere ben visibile dal pubblico, di inibizione e mantenimento della posizione presa, di attenzione divisa, prolungata e sostenuta, di ideazione. E coloro che si trovano all'esterno, ai quali viene chiesto di dare un titolo alla composizione, operano un processo di sintesi nel trovare una o due parole che rappresentino verbalmente il lavoro di tutti.

L'esercitazione corporale a cui tutti i ragazzi hanno partecipato grazie al gioco del quadro vivente li introduce alle entrate in scena, tipiche del lavoro dell'attore.

Abbiamo già idealmente diviso l'ambito in cui ci troviamo in spazio in cui si agisce e spazio da cui si guarda. Riduco ulteriormente il primo tramite due sedie o panche, poste una a destra e l'altra a sinistra, che simboleggiano le quinte. Dietro di esse siamo ancora noi stessi; appena le oltrepassiamo diventiamo qualcun altro, entriamo in un posto diverso in cui può accadere di tutto, possiamo essere qualsiasi cosa e vivere mille avventure. È quindi già iniziato il lavoro sulla topologia: ci troviamo dietro o davanti la quinta, fuori o dentro lo spazio scenico, al centro o di lato, a destra o sinistra, verso il fondo o sul davanti. Se necessario si può giocare un po' con i ragazzi, chiedendo loro di posizionarsi dentro lo spazio scenico, centrali ma sul fondo, con il corpo rivolto a destra e così via. Quest'operazione sarà per ciascuno possibile soltanto operando una sintesi visuo-spaziale dei metri quadri che ha davanti a sé e sapendo orientare il proprio corpo nell'organizzazione spaziale. È sempre utile spendere qualche minuto per far vivere ai partecipanti quest'esperienza, cosicché possano appropriarsi dello spazio dove andranno a recitare scoprendolo in ogni suo centimetro quadro, facendo esperienza corporale della profondità e della distanza, del vicino/lontano, dell'orientamento del proprio corpo. Non di rado quelli troppo inibiti tenderanno a restare ai margini, senza mai conquistare il centro o il proscenio; al contrario chi ha difficoltà a relazionarsi con il gruppo dei pari e si rivolge sempre e solo agli adulti cercando continuamente la loro attenzione e approvazione, continuerà a porsi al centro sbilanciato in avanti anche quando la richiesta è differente.

Una volta effettuata l'esperienza del quadro, sarà interessante stimolare i partecipanti a modificare la loro posizione sulla scena a vantaggio dei compagni. Per esempio, il primo che entra ha tutto lo spazio per sé e presumibilmente si posizionerà al centro. Il secondo forse sceglierà un posto più laterale visto che il centro è già occupato. Vediamo quindi se il primo "sente" la presenza del corpo del compagno tanto da arretrare di qualche centimetro per concedergli maggiore spazio in scena. Arriverà dunque un terzo e sceglierà il suo ambito: i primi due modificheranno la loro posizione per adattarla meglio alla sua? E così via.

Per questo lavoro è davvero molto importante l'osservazione esterna: è probabile che chi si trovi dentro lo spazio scenico abbia qualche difficoltà a comprendere i rapporti spaziali che si vanno man mano creando. Ma per un occhio esterno sarà invece molto più immediato individuare l'affollamento e gli spazi troppo vuoti. Pertanto, stimoliamo coloro che guardano a fornire loro stessi ai compagni piccole indicazioni (sempre utilizzando i comandi topologici) per migliorare il loro essere sulla scena.

Per esercitare la conoscenza della topologia, della relativa terminologia e allo stesso tempo il "prendersi cura" del compagno, si può iniziare con un gioco semplice ma efficace. Un operatore nasconde un piccolo oggetto. Solo uno dei giocatori vede il nascondiglio. Quindi deve aiutare un amico a trovare l'oggetto utilizzando solo i termini avanti, indietro, destra, sinistra, sopra, sotto, dentro, fuori, lontano, vicino e così via. Dovrebbe inibire il gesto, che inevitabilmente spesso accompagna le parole rendendo molto più facile il ritrovamento. Deve lavorare su distanze grandi o piccole e sulla pausa, unica altra parola da utilizzare, mescolandola sapientemente allorché sia necessario cambiare direzione o postura (ad esempio chinarsi se l'oggetto è a terra). Colui che sta cercando l'oggetto deve altresì ascoltare il compagno e attenersi scrupolosamente alle sue indicazioni, senza precedere la consegna convinto di aver già compreso tutto, o farsi prendere dall'ansia da prestazione nel voler ritrovare l'oggetto nel più breve tempo possibile.

Questa tipologia di giochi (di cui fa parte anche il celeberrimo *acqua e fuoco*, che però esercita principalmente il concetto di vicino e lontano) lavora sull'introiezione dello spazio, delle distanze, dei rapporti che intercorrono tra esso, gli oggetti, le persone, rapporti che si modificano continuamente e sono costantemente alla ricerca di nuovi equilibri. Stimolano i partecipanti a essere sempre in maggiore armonia con l'ambiente che li circonda e le persone che lo abitano, lasciando a ciascuno il giusto spazio ma allo stesso tempo prendendosi il proprio posto nel mondo. Particolarmente adatto ai disturbi d'ansia, d'attenzione e iperattività, è assolutamente utile anche all'ipoacusia e alla disabilità intellettiva, alla disprassia verbale e motoria, a tutti i disturbi di linguaggio. Perché anche il linguaggio stesso nasce e vive nello spazio e nel tempo, dove ogni parola deve avere il giusto spazio e le corrette pause, altrimenti corre il rischio di accavallarsi alla successiva e non avere il tempo di godere del giusto respiro.

In ultimo, un'attività da realizzare anche con numeri elevati di partecipanti è *la calamita*. Unica regola è entrare in scena, porsi di fronte al pubblico trovando il proprio spazio con un punto di contatto al corpo di un compagno. Il contatto può essere una mano su una guancia ma anche un gomito appoggiato al ginocchio, la testa reclinata su una spalla e così via. Ciascuno può entrare in scena e far parte della calamita quando e dove si sente, libero di prendersi il proprio tempo e il proprio spazio. Una volta che tutti ne fanno parte, il conduttore fornisce una pausa di cinque secondi nella quale ciascuno si stacca dal compagno e può cambiare di posto, conquistando il centro o ponendosi a terra, trovando nuovi compagni e nuovi punti di contatto al termine dei cinque secondi. Sempre con molta attenzione a non coprire nessuno degli altri[35], anzi imparando a cedere (se occorre) il posto desiderato a vantaggio di tutti. Si creano così composizioni sempre nuove, in cui si sperimentano nuovi equilibri e nuove relazioni. Questo gioco è anche utile all'operatore che si trovi a lavorare con gruppi che si conoscono già da tempo, come le classi a scuola, per esempio per comprendere in pochi minuti chi sono i leader della classe e come si distribuiscono i rapporti.

Semplice e altrettanto divertente, la calamita esercita ancora la consapevolezza corporale, i rapporti, il trovare il proprio spazio rispettando quello altrui, la sintesi visuo-spaziale, in un'armonica

35 A teatro di usa il termine "impallare" quando un attore ne copre un altro in scena

composizione corporea dove ciascuno si pone in una relazione sempre nuova e dinamica con il gruppo.

V. La gestualità

Il contenuto verbale è solo una parte dell'azione comunicativa che avviene fra due o più individui. Più o meno consapevolmente, ciascuno arricchisce il tema intorno al quale sta dialogando di numerosi elementi: la prosodia, l'intensità della voce, l'aspetto emotivo, il volume, l'espressività del viso e soprattutto i gesti.

L'essere umano apprende la gestualità in modo del tutto naturale e spontaneo come parte integrante dell'eloquio, in grado di migliorarne la trasmissione e sottolineare le sfumature affettive contenute nel messaggio.

Da nord a sud dell'Italia sono molteplici i gesti che inequivocabilmente hanno un significato ben preciso: l'indice della mano destra appoggiato al polso della mano sinistra chiusa a pugno, associato a un'espressione interrogativa del viso grazie alle sopracciglia aggrottate, indica la domanda "Che ore sono?". Lo scuotimento delle mani con il palmo aperto, associate alle ginocchia appena flesse e a un'espressione di noia con occhi spalancati e sopracciglia alzate indica di certo l'essersi stufati di qualcosa. La bocca aperta, gli occhi spalancati e la mano destra che sbatte sulla fronte è invece un chiaro segnale dell'essersi ricordati qualcosa. E così via, gli esempi potrebbero essere infiniti.

Spesso però accade che individui audiolesi, o affetti da disabilità intellettiva, o ritardo di linguaggio, siano talmente concentrati sulla comprensione di ciò che il loro interlocutore sta dicendo e sulla produzione di una risposta adeguata, da trascurare completamente l'aspetto gestuale della comunicazione. Non solo la creazione dei loro gesti è ridotta ai minimi termini, ma spesso non sono in grado di decodificare il gesto dell'altro. In tal modo viene tralasciata una parte fondamentale della comunicazione, che sempre più abilita ciascuno alla pragmatica del linguaggio congruo e contestuale.

Mi trovai a focalizzare la mia attenzione su quest'aspetto un pomeriggio in cui conducevo il laboratorio con alcuni adolescenti audiolesi, e stavamo facendo un'improvvisazione che aveva come tema i rapporti (a volte conflittuali) tra madri e figli. Visto che i partecipanti erano dispari, mi misi io stessa a recitare con una di loro, interpretando prima sua madre e poi la figlia, nella classica inversione dei ruoli. All'interno dell'improvvisazione mi ritrovai a fare un gesto che io considero uno dei più conosciuti e utilizzati: braccio destro teso in avanti, mano a palmo aperta e leggermente obliqua, che può tradursi in un'infinità di significati. Naturalmente tutto dipende dalla situazione, dal contenuto verbale e dall'espressione del viso associata al gesto. Ma la giovane attrice con cui stavo recitando mostrò fin dall'inizio evidenti difficoltà a comprendere il significato del mio gesto. Non era in grado di decodificarlo. Naturalmente fermai l'azione scenica e ci sedemmo tutti in cerchio a dialogare sull'accaduto. E così emerse che anche gli altri erano in grado di intendere solo alcuni gesti e molti altri no. Con tutta probabilità la gestualità a loro familiare era quella utilizzata in ambito domestico. Quel pomeriggio divenne l'occasione per loro di approfondire la comprensione dell'aspetto gestuale nelle conversazioni. Inoltre fu messo in risalto il fatto che nell'incontro con il gruppo dei pari, a scuola o in altri ambiti, la loro attenzione selettiva si indirizzava prevalentemente sul messaggio verbale dei loro amici (che spesso, parlando in dialetto o troppo velocemente rendono la comprensione di ciò che dicono ancor più difficoltosa), escludendo di conseguenza tutto il resto. Tale esclusione inevitabilmente faceva perdere loro sfumature significative come per l'appunto postura del corpo o gestualità.

L'utilizzo della gestualità nel contesto teatrale, come arricchimento del messaggio verbale o non verbale dell'attore, fa sì che anche bambini affetti da disprassia siano stimolati a utilizzare le mani e la motricità fine, "allenandole" all'assumere determinate posizioni e compiere precisi movimenti in un contesto pregno di significato. L'esclusione degli oggetti, nella fase mimica del lavoro, rende il nostro potenziale attore meno ansioso riguardo al raggiungimento del risultato e gli permette di sperimentare l'uso delle mani senza caricare l'azione del dover per forza raggiungere un fine: si tratta di un'azione scenica, espressiva, null'altro.

Pertanto all'interno del laboratorio di Logoteatroterapia viene sempre riservato un piccolo spazio alla comunicazione gestuale ed espressiva.

Inizio mostrando ai partecipanti una serie di espressioni facciali, e aspetto la loro interpretazione del significato. Quindi cerco di escludere completamente il viso e utilizzo solo le mani interpretando i gesti di uso più comune. In ultimo unisco le due cose e creo delle vere e proprie frasi composte solo di gesti ed espressioni. Una volta che tutti hanno compreso il meccanismo, provo con ciascuno di loro a instaurare un piccolo dialogo fatto di botta e risposta solo mimica e gestuale. Tutto ciò avviene da seduti, in modo da concentrare l'attenzione esclusivamente su mani e viso. Il resto del corpo in questa fase delicata della comunicazione, potrebbe rubare energie e spostare l'attenzione dal focus che abbiamo scelto.

Una volta che ciascuno ha fatto proprio un piccolo bagaglio di gesti e si sente pronto a usarlo in scena, ecco che ci troviamo a improvvisare semplici gag, piccole storie fatte solo di azioni, espressioni del viso e gesti. Entrare in un bar, chiedere un caffè, vederselo versare addosso dalla gomitata di un altro avventore, uscire macchiati e arrabbiati, sono situazioni esplicative di questo tipo di lavoro, nel quale i gesti vengono esageratamente ampliati ed enfatizzati. E per i pazienti affetti da disprassia, il fingere di avere in mano una tazzina da caffè, nella quale utilizzare il cucchiaino per versare e girare lo zucchero, in un contesto drammaturgico in cui poi avviene una gag che fa divertire e ridere tutti, rende possibile allenare le abilità motorie che sottendono a quel tipo di azione con leggerezza e allegria. Come affermato da Letizia Sabbadini "... le esperienze ricavate dal corpo giocano un ruolo essenziale per lo sviluppo della mente, ovvero per lo sviluppo cognitivo."[36]

Dallo spettacolo "C'era una volta... a teatro", 4 luglio 2019

Uno degli attori della fiaba *Giacomino e il fagiolo magico* è affetto da disprassia. In scena deve interpretare due personaggi, dovendo di conseguenza cambiarsi d'abito nella pausa che intercorre tra l'uno e l'altro, quindi con poco tempo a sua disposizione a cui si uniscono l'emozione per l'interpretazione e l'ansia da prestazione. Inoltre ho fornito al suo secondo personaggio alcuni gesti ben precisi in cui potesse esperire piccoli movimenti di motricità fine con le dita. Il protagonista ha accettato pienamente tutti i miei suggerimenti scenici, in quanto facevano parte della caratterizzazione del personaggio e lo aiutavano a recitare sempre meglio. Si è allenato moltissimo per riuscire a realizzare ciò che gli era stato chiesto, a volte coadiuvato dalla sua logopedista, a volte in completa autonomia all'interno della propria camera. Una volta memorizzata e automatizzata la sequenza gestuale, l'abbiamo insieme associata esattamente alle parole del suo monologo, riprovando più volte affinché non cadesse nel tranello di proporla frettolosamente slegata dal messaggio verbale, pur di compierla e quindi sollevarsi dalla richiesta.

La gratificazione per il suo impegno e la riuscita dei suoi sforzi, era già

36 L. Sabbadini *La disprassia in età evolutiva: criteri di valutazione ed intervento,* Milano, Springer-Verlag Mailand 2005.

ampiamente accordata da me e dalle logopediste in sede di laboratorio; è stata poi massima e scrosciante al momento dello spettacolo in teatro, data la perfezione della sua esecuzione.

La corretta interpretazione del bagaglio gestuale è pertanto di vitale importanza per la comprensione del mondo che ci circonda. Immaginate uno dei nostri pazienti che, camminando per strada, urti inavvertitamente un altro passante e gli chieda scusa: il passante potrebbe anche non rispondere a parole, ma compiere il gesto che significa "non è niente, non ti preoccupare" o quello opposto, la cui intenzione è mandare il primo a quel paese. Tra i due gesti passa un'enorme differenza. È quindi assolutamente necessario per il nostro comprendere in quale delle due situazioni si trovi, per vivere autonomamente e il più serenamente possibile nella società.

VI. La mimica facciale

Come ho avuto modo di esplicitare in precedenza, nel laboratorio di Logoteatroterapia si procede con molta lentezza, adeguandosi ai tempi e alle necessità dei partecipanti. Non vi è alcuna fretta di raggiungere grandi risultati in breve tempo. Piuttosto, l'attenta osservazione degli astanti ci rende sempre più consapevoli dei punti di forza e di quelli che necessitano di perfezionamento. Uno di essi è spesso la mimica facciale.

Non di rado alcuni dei partecipanti al laboratorio mostrano un'espressività del viso ridotta al minimo, che il più delle volte si accompagna anche a un'incapacità di modulare la voce adeguandola al contesto e all'emozione, finendo spesso per avere quasi una totale mancanza di prosodia. La voce prodotta è spesso piatta, manca di profondità e "colore".

Ma iniziamo a lavorare sulla mimica. Essa agirà inevitabilmente, almeno in parte, anche sull'espressività vocale, della quale ci occuperemo in seguito.

Come già menzionato nel primo capitolo, lo scioglimento muscolare interessa anche il viso, in una sorta di divertente ginnastica facciale in cui si gonfiano le guance, si muove la bocca in tutte le possibili posizioni, si inarcano al massimo le sopracciglia, ci si diverte con la lingua e così via. Trascorsi alcuni minuti si passa a fare delle smorfie buffe, che facciano ridere tutti. Il più delle volte inizio per prima, per rompere il ghiaccio e mostrare ai ragazzi che non c'è assolutamente da vergognarsi e che è bello far ridere gli altri. Stiamo "giocando" con la nostra faccia ed è divertente fare a gara a chi riesce a realizzare la smorfia più spiritosa.

Laddove qualcuno mostri serie difficoltà nel muovere i segmenti del viso, lo specchio può venire in nostro soccorso. L'operatore può guardarsi allo specchio accanto all'attore e ricominciare da capo tutti i movimenti appena compiuti. Quest'ultimo vedrà nello specchio il proprio viso accanto a quello del modello. Nel confronto tra i due, sarà stimolato a fare sempre meglio.

È necessario a questo punto far notare a tutti la differenza tra una smorfia buffa, realizzata con il solo intento di divertire il pubblico, e un'espressione del viso densa di significato. Con i più piccini ci si può divertire a mettere a confronto le espressioni del viso di due operatori posti uno accanto all'altro: i piccoli dovranno di volta in volta distinguere quale sia la smorfia e quale l'espressione che mostra gioia, paura o altro.

Un piccolo gioco che si può realizzare a questo punto è assumere una determinata espressione con il viso e chiedere a uno dei partecipanti a cosa si riferisce. Una volta stabilita l'emozione recitata, un altro partecipante produrrà la battuta che l'attore può pronunciare in tale atteggiamento. E un terzo ragazzo vi aggiungerà la contestuale gestualità delle mani, mentre al quarto verrà richiesta l'identificazione di una situazione in cui tutto ciò possa avere luogo.

Dopo più di un esempio di questo genere, in cui a ciascuno verrà chiesto un intervento in ogni categoria, tutti gli attori avranno pertanto introiettato che il teatro, ma la vita stessa, è pregna di espressioni del viso ben precise, frasi o pensieri, gestualità e contesti. Di conseguenza è ora possibile chiedere a ciascuno degli astanti di operare una sintesi di tutte le categorie. Partendo dal solo stimolo di base di un'espressione del viso messa in mostra da un compagno, aggiungere come in un puzzle tutte le tessere mancanti. Può addirittura chiedere a un altro attore di entrare in gioco a sua volta e partecipare al contesto dato con un'espressione simile, opposta, o in risposta alla prima, con cui si possa creare un nuovo personaggio e di conseguenza una vera e propria scena improvvisata tra i due.

Può essere utile a questo punto mostrare ai ragazzi che anche film realizzati non in Italia hanno attori che riproducono le stesse espressioni del viso nostrane. Pertanto già dall'analisi e dalla comprensione della mimica è possibile desumere molto di ciò che sta accadendo o di quel che una data persona sta provando, perfino in una lingua differente dall'italiano. Con i più piccoli si può invece ricorrere ai fumetti di *Topolino*, in cui la mimica del viso di personaggi come Paperino, zio Paperone o Pippo è talmente espressiva da risultare comprensibile perfino a chi non sa ancora leggere.

Una volta iniziato, sperimentato ed esperito il lavoro sulla propriocezione, lo schema corporeo, il movimento nello spazio, la mimica facciale e il gesto, arriviamo finalmente a lavorare con la voce. Per prima cosa divertiamoci a emettere suoni associati alla mimica o alla gestualità.

Lasciandoci ispirare dal *grammelot* di Dario Fo[37] coniamo una sorta di linguaggio rudimentale, fatto più di suoni che di parole. In questa fase gli allievi verranno stimolati a divertirsi, giocare con la propria voce e scoprire i suoni che essa può produrre, aumentando o diminuendo l'intensità e il volume. Se occorre, impostiamo nuovamente la corretta posizione della bocca per la produzione delle vocali e dei fonemi, grazie alla collaborazione di tutto il corpo esattamente come ideato da Petar Guberina nel Metodo Verbo Tonale e precisamente nella *Ritmica corporea*[38].

Riprendendo tutti i giochi di esplorazione spaziale compiuti in precedenza o inventandone di nuovi, camminiamo per la stanza aggiungendo le vocali o i fonemi che ci sembrano più adeguati all'esperienza già acquisita; per esempio, sulla sabbia che scotta forse potremmo saltellare emettendo una "i" breve e ritmata, mentre scivolando sul laghetto ghiacciato potremmo pronunciare il fonema "scia", e così via. Naturalmente lasciamo liberi i partecipanti di scegliere il suono che ritengono più consono a quel determinato movimento.

In seconda battuta si possono abbinare le cinque vocali a una piccola improvvisazione che abbia al suo interno altrettanti momenti precisi da scandire con l'emissione controllata di ciascuna vocale. Un esempio potrebbe essere il seguente: sto passeggiando serenamente nel parco, a ogni passo faccio corrispondere la vocale "a" con

37 Il *grammelot* è uno strumento recitativo che unisce suoni, onomatopee, parole singole e dialettali, in un discorso. Permette all'attore di farsi comprendere anche senza articolare frasi di senso compiuto. Dona alla recitazione una potente carica espressiva, musicale, istrionica. Utilizzato dai comici della Commedia dell'Arte, è stato poi magistralmente ripreso in tempi moderni da Dario Fo nel suo *Mistero buffo*.

38 Come già segnalato, Guberina era convinto sostenitore del ruolo di tutto il corpo nella corretta produzione dei fonemi.

andatura allegra e un po' scanzonata; a un certo punto mi fermo perché ho visto qualcosa, il corpo si immobilizza con le gambe un poco aperte, le spalle sollevate, i gomiti piegati e le mani aperte, il viso che mostra sorpresa e con un grido emetto la "e": ho visto un fiore! Mi chino a raccoglierlo e nel momento esatto in cui lo recido dal gambo pronuncio una "i" breve e decisa. Inizio a sentirne il profumo: alterno l'ispirazione nasale con aria sognante all'emissione di una "o" prolungata; ma un venticello dispettoso mi porta via il fiore, e mentre lo guardo volar via proferisco una "u" di sconforto, con il viso triste, gli angoli della bocca verso il basso, le braccia abbandonate lungo il corpo e la testa un poco reclinata da un lato.

Inizialmente realizzeremo questa piccola sequenza scenica tutti insieme, per due o tre volte, cosicché ciascuno abbia la possibilità di memorizzare correttamente la successione delle azioni drammatizzate. Successivamente chiedo a ciascun attore di recitare la storia autonomamente, mentre gli altri guardano e al termine naturalmente faranno l'applauso.

Questa breve improvvisazione ottiene i suoi massimi risultati solitamente con i pazienti audiolesi, affetti da ritardo di linguaggio o disabilità intellettiva, laddove sia anche presente una confusione linguistica fatta di fonemi intrecciati tra loro, senza pause e con stereotipie verbali. La piccola improvvisazione appena descritta lavora sul *movimento*, il *ritmo*, la *pausa*, la *respirazione*, *l'apertura* corretta della bocca, *l'emissione* vocale e allena le *prassie* bucco-linguali. Se l'operatore lo ritiene utile, è anche possibile disegnare i cinque momenti scenici, arricchendoli di elementi contestuali e persino di altri personaggi.

Una volta che tutti i partecipanti al laboratorio hanno ben chiari i cinque momenti e li hanno ripetuti più volte, si può giocare a mischiarli e rimetterli in ordine; oppure l'operatore può scambiare le vocali rispetto alle azioni e chiedere poi a uno degli attori di associarle nuovamente nell'ordine iniziale, e così via.

Solo dopo aver giocato più volte con questa piccola storia, e averla utilizzata in tutti i modi che la nostra fantasia ci suggerisce, in vista naturalmente delle necessità del gruppo, sarà possibile sostituire parole o frasi a ogni vocale. A ogni partecipante verrà chiesto di dire spontaneamente quel che affiora alle sue labbra mentre compie l'azione drammatizzata, che ormai il suo corpo ha memorizzato sia dal punto di vista della sequenza che da quello emotivo ed espressivo.

Con bambini di età scolare ho spesso utilizzato una sequenza scenica più vicina al vissuto di ciascuno: il risveglio al mattino seguito da tutte le azioni che compiamo per essere pronti a recarci a scuola. Ci disponiamo nello spazio trovando un angoletto dove dormire. Un altro degli operatori, che non partecipa alla scena, ricopre la funzione del pubblico e dopo qualche secondo pronuncia il classico "drin" della sveglia. Ciascuno di noi comincia a svegliarsi, sbadigliando ed emettendo vari suoni onomatopeici che accompagnano ogni azione: l'alzarsi dal letto, fare colazione, recarsi in bagno e lavarsi con l'acqua fredda, infilarsi gli abiti e così via. Le varie azioni sono meno strutturate della sequenza del fiore realizzata magari con i più piccini. E al momento di riprodurre singolarmente il tutto, ciascun ragazzo può aggiungere o eliminare ciò che vuole. L'importante è che la sua attenzione sia sempre sull'associare un suono all'azione o emozione esperita in quel preciso momento. Per esempio, se il ragazzo avrà fretta, emetterà suoni carichi d'ansia e caratterizzati da respiri corti e in rapida successione. Se invece non avrà alcuna voglia di recarsi a scuola, i suoni che produrrà rifletteranno la stanchezza, la noia, la scarsa motivazione. Se invece una delle ragazze si alza con serenità e gioiosa fiducia per la giornata che l'aspetta, ecco che la voce chiara e distinta produrrà suoni allegri e divertenti.

Diario di laboratorio.

Pomeriggio con un gruppo-classe in cui sono presenti adolescenti audiolesi. Riprendiamo l'improvvisazione a tre personaggi della volta scorsa. Su una panchina al parco si ritrovano casualmente un signore distinto che vorrebbe leggere in pace, una vecchietta svampita e un ragazzo un po' arrogante. Ogni attore si deve cimentare in ciascuno dei tre personaggi.

Uno dei giovani attori più talentuosi ha appena scoperto che il teatro gli piace moltissimo e tutti gli rimandano quanto sia bravo nelle varie improvvisazioni che si è trovato a recitare in questi mesi. Tutto ciò ha agito enormemente sull'aumento della sua autostima. Da qualche settimana è maggiormente sicuro di sé, ride scherza e fa battute con gli altri, non resta più ai margini del gruppo come accadeva a settembre. Quindi non mi sarei mai aspettata che mostrasse difficoltà nell'interpretare il ruolo del ragazzo scanzonato che sfiora la maleducazione. Gli chiedo se ha degli amici che rispecchino tale personaggio, mi risponde di sì e me ne cita alcuni, ma pur avendo perfettamente chiaro il comportamento che il suo personaggio dovrebbe assumere nella dinamica con gli altri due, non riesce assolutamente a tradurre in azione corporea le idee che ha in mente. Finalmente mi comunica che una delle difficoltà da lui maggiormente avvertite è il tirare fuori con potenza la voce. Immediatamente rifletto sul fatto che è sempre molto controllato, eccessivamente educato, sembra compresso in se stesso. Oltre a ciò, l'ipoacusia dalla quale è affetto fa sì che a lui non piaccia la propria voce, mi dice che "è brutta" e che urlare o ascoltare grida prodotte da altri gli provoca un fastidio quasi fisico. Infatti in classe non ha fatto amicizia con i ragazzi più esuberanti, preferisce i compagni tranquilli che si esprimono con un tono di voce più controllato.

Comprendo subito che ha una scarsa consapevolezza del variare del volume della voce. Mi viene un'idea: la radio! In fretta me ne procuro una e metto una stazione a caso. Pian piano alzo il volume. All'inizio sente pochissimo la musica, poi sempre meglio, ma quando il volume è al massimo mi fa segno di non riuscire a tollerare un rumore così forte. Ha però cominciato ad assaporare la differente scala dell'altezza del suono. Lui stesso ora manovra la manopola comunicando quando il suono è troppo debole, quando va bene, quando è troppo forte.

Tramite l'esempio della radio, tutti insieme gli mostriamo che non è necessario urlare per recitare il personaggio della scena, semplicemente deve aumentare un poco la potenza della propria voce, proprio come gira di poco la manopola del volume della radio. Finalmente ha compreso. I compagni lo supportano confermandogli che può alzare la voce perché non dà fastidio a nessuno, che può prendersi il suo "spazio sonoro" senza problemi e anche prevaricare gli altri, perché è così che farebbe il suo personaggio. Il laboratorio teatrale dev'essere anche questo, un luogo di sfogo, di libera espressione, di libertà dalle convenzioni sociali, dalle strutture eccessive, di sperimentazione delle proprie possibilità, tanto si può sempre ricominciare da capo tutte le volte in cui non siamo soddisfatti.

Il ragazzo mi sorride, accetta di riprovare la scena. Va un pochino meglio. Man mano acquista sicurezza, "entra" sempre più nel personaggio. Anche il suo corpo si rilassa sulla panchina, dando fastidio al distinto signore che voleva solo leggere in pace. Al termine dell'improvvisazione, e dopo un grande applauso e complimenti da parte di tutti, il nostro resta incredulo di ciò che il suo corpo e la sua voce hanno realizzato, una volta superate almeno in parte l'inibizione dovuta alle convenzioni sociali e a una rigida educazione e interiorizzato la modulazione del volume. Incredulo sì, ma felice.

La necessità di utilizzare lo spazio del laboratorio teatrale per acquisire sempre meglio la padronanza del volume della propria voce si presenta spesso, specialmente con i pazienti ipoacusici.

Diario di laboratorio.
Il confronto con i terapisti ha fatto nascere la necessità di lavorare sull'in-

tensità e il volume della voce, individuando quattro tipologie dell'utilizzo vocale: sussurrato, normale, forte, urlato. Spesso infatti abbiamo notato che alcuni pazienti non aumentano il volume laddove ce ne sarebbe bisogno, al contrario altri esagerano quando non ci sarebbe alcuna necessità di farlo. Eppure ho osservato una delle mie bambine più silenziose la scorsa settimana bisticciare con la sorellina; pur di dimostrare le proprie ragioni, ha tirato fuori una bella voce potente, tanto che la mamma l'ha rimproverata ordinandole immediatamente di moderare i toni.

Desideriamo quindi rendere consapevoli i nostri delle varie situazioni in cui aumentare o diminuire il volume della propria voce. E quale mezzo migliore del laboratorio di Logoteatroterapia, in cui possiamo ricreare situazioni di vita vissuta ed esempi concreti? Iniziamo, dunque.

Per oggi lavoriamo soltanto sulla distanza, non sulla situazione (lo faremo la prossima settimana). Pertanto se siamo vicinissimi possiamo sussurrare, molto vicini possiamo parlare a voce normale, molto lontani dobbiamo usare la voce alta, e se siamo addirittura in due stanze diverse, magari con una porta in mezzo, dobbiamo urlare. Per rendere ancor più comprensibile il concetto, parto dall'opposto: gioco usando il sussurro quando siamo molto lontani, e loro dicono "eh? non ho capito!", oppure urlo quando siamo a meno di mezzo metro di distanza. Alcuni si scostano come se li avessi colpiti fisicamente: ci troviamo quindi a riflettere sul fatto che la voce può davvero dare l'impressione di colpire il corpo se viene usata troppo forte, come se fosse uno schiaffo! Il corpo dell'altro reagisce ritraendosi proprio come se avesse ricevuto un colpo. Dopo qualche esempio in cui ciascuno strilla verso un compagno e quest'ultimo si ritrae come se fosse stato percosso[39], dobbiamo salutarci. Continueremo la prossima settimana.

Settimana successiva:

I partecipanti ricordano perfettamente i quattro modi di usare la voce della scorsa settimana. Li utilizziamo a caso, all'interno del noto gioco di presentazione *Io mi chiamo... e saluto così*. Una volta terminato il gioco, preparo lo spazio scenico e mi accingo a recitare in coppia con ciascuno dei presenti, variando di volta in volta la situazione. Stavolta mettiamo in campo le circostanze che richiedono l'uso di voce sussurrata, bassa, alta, gridata. Quindi se io interpreto una vecchietta che non sente, l'altro deve necessariamente urlare. Poco dopo divento un'amica che rivela un segreto all'altra amica e pertanto sussurro. Il genitore che chiama da una finestra aperta il figliolo in cortile ha necessità di urlare. Se invece sono impegnata in una conversazione telefonica dovrò parlare a voce normale. Chiedo ora ai partecipanti di inventare loro stessi altre situazioni. Parte subito uno di loro, il quale ha invitato i suoi compagni a casa per un pigiama party, ma sua so-

39 Inevitabilmente questo esercizio opera anche sulla percezione di azione-reazione.

rella dorme, quindi sussurra agli amici. Una delle terapiste recita fingendo di essere a scuola e di voler copiare la verifica: deve per forza sussurrare se non vuole che la maestra se ne accorga. Un altro parla a voce bassa perché è triste, ha un giocattolo rotto, e così via. Un'allieva ha un'idea su quando alzare la voce: finge di essere la propria maestra alle prese con un gruppo di studenti chiassosi che non l'ascoltano. Un attimo dopo aver tirato fuori la voce, si stupisce lei stessa della potenza che era dentro di lei e ne sorride contenta.

Come sempre al termine di ciascuna improvvisazione gli attori ricevono l'applauso, mentre gli altri dal pubblico spiegano la scena, i personaggi e il motivo dell'utilizzo di una delle quattro possibilità vocali date in precedenza.

Lavorando sulla voce è inevitabile inserire qua e là esercizi di ascolto, che stimolino l'allenamento acustico e l'attenzione uditiva selettiva. Un classico esempio è il "muro di parole", in cui due attori posti uno di fronte all'altro con una distanza di almeno tre metri, devono riuscire a instaurare un dialogo ascoltando ciò che dice il compagno e rispondendo. La difficoltà sta nel fatto che al centro della stanza vi è una fila di persone che parla, costituendo una sorta di muro vivente, facente azione di disturbo sonoro e visivo. I due devono necessariamente attivare l'attenzione uditiva selettiva per non lasciarsi distrarre. Il "muro" inizierà a disturbare gli attori sussurrando, poi utilizzando un tono di voce basso, quindi normale, e via via sempre più alto, in modo che sia sempre più difficoltoso per i due riuscire a comunicare.

Realizzando questo esercizio con i pazienti ipoacusici, abbiamo spesso riflettuto sul fatto che quando il volume del muro diviene oggettivamente troppo alto e sovrasta le voci dei due quasi del tutto, automaticamente la loro attenzione estende il suo raggio d'azione, rivolgendosi non solo alla voce del compagno ma alla gestualità e alla mimica facciale. Allo stesso tempo, in maniera del tutto automatica, colui che parla amplierà i gesti e l'espressività per permettere al compagno la quasi totale comprensione del messaggio.

Tornano pertanto tutti gli elementi da cui è composta una conversazione, che non è fatta solo di frasi e parole. I pazienti ipoacusici sono sempre più stimolati a cogliere il significato della comunicazione anche solo osservando postura, gestualità ed espressività, come già esplicitato nei capitoli precedenti.

Un altro gioco con finalità similari consiste nel porre uno degli attori di fronte a una situazione molto chiassosa, come il mercato. Gli altri interpreteranno tutti i personaggi presenti nella situazione data, parlando simultaneamente a voce alta, soprattutto quando si trovano a interpretare venditori che reclamizzano a gran voce la propria merce. Colui che funge da spettatore dispone di qualche minuto per osservare attentamente e ascoltare tutta la scena. I personaggi sono liberi di agire come credono, anche in maniera molto caotica. Al termine dell'improvvisazione la persona avrà discriminato le varie voci, riconosciuto le tipologie di personaggi, ricordato le battute pronunciate almeno al settanta / ottanta per cento.

Tutto ciò sarà stato possibile soltanto mettendo in campo l'*attenzione selettiva uditiva e visiva* e la *memoria a breve termine e di lavoro*. Utilizzando quest'ultima dovrà ripetere tutto quel che ha veduto e ascoltato a un altro partecipante del laboratorio che era rimasto fuori della stanza e quindi escluso dall'azione scenica. Questi, nelle vesti di regista, dovrà cercare di ricreare l'improvvisazione del mercato basandosi soltanto sul racconto appena ascoltato del primo. Anche qui ricorre alla propria memoria di lavoro, cercando di mantenere tutti gli elementi che ha appena ascoltato e trasformarli in azione scenica dirigendo gli attori, delimitando gli spazi, organizzando temporalmente le entrate e le uscite degli avventori che si recano a far la spesa. Sarà in grado di realizzare tutto questo solo operando una *traslazione* dall'ascolto del racconto del compagno, che si è depositato nella sua memoria a breve termine secondo una precisa sequenza spazio-temporale e che egli trasferirà in una successiva sequenza scenica, obiettivo finale del lavoro appena svolto.

Uno degli elementi maggiormente foriero di frustrazioni per i nostri pazienti è il non riuscire a ideare e pronunciare la frase adeguata al contesto nel momento in cui si trovano a scuola, con gli amici a ricreazione, alle feste e in tutte quelle situazioni sociali in cui hanno a che fare con il gruppo dei pari. La scarsa comprensione di quel che dicono gli altri, che spesso parlano tutti insieme sovrapponendo le voci oppure usando il dialetto, rende il tutto ancor più complicato.

Dal diario di laboratorio.

Subito prima di iniziare il laboratorio con dei preadolescenti ipoacusici, una terapista avverte uno dei ragazzi che ha la scarpa slacciata e lui le risponde malissimo. Il ragazzo è di solito allegro e ben educato, questa risposta proprio non è da lui. È evidente, pertanto, che non ha compreso il significato di ciò che gli è stato comunicato, anche perché non era perfettamente di fronte alla terapista e non la stava guardando negli occhi. Anzi, era anche distratto da quel che stavano facendo i suoi amici. Rifletto, una volta ancora, sull'importanza di rendere i ragazzi ipoacusici sempre più in grado di comprendere quel che viene loro detto senza mai prescindere dalla situazione in cui ciò accade.

Come già esplicitato nei capitoli precedenti, la comunicazione che avviene fra gli individui non si compone solo del significato insito nelle parole pronunciate. Rivestono grande importanza il tono con cui la frase è detta, la gestualità che l'accompagna, la mimica facciale, l'ambiente in cui la comunicazione ha luogo. Rendiamo quindi i nostri ragazzi sempre più in grado di comprendere il quadro generale fatto di rapporti, azioni, emozioni, oltre che degli elementi appena citati, affinché la comprensione dei messaggi diretti o indiretti possa avvenire in maniera sempre più fluida, rapida e con il minor sforzo possibile.

La "creazione del fumetto" è una delle attività atte ad abilitare tali competenze

Partendo dalle camminate già illustrate in precedenza, nelle quali abbiamo introdotto un ambiente o un'emozione a rendere espressivo il movimento, dopo qualche minuto fermo i partecipanti con il segnale ormai acquisito e da tutti accettato del battito di mani.

Soffermo l'attenzione dei presenti su uno di loro, che di certo resterà immobile in una posizione molto espressiva, e fingo di disegnargli intorno la cornice di un fumetto. A questo punto chiedo agli altri: cosa sta facendo il nostro amico? Cosa potrebbe dire in questa posizione? Se fosse un fumetto, cosa rappresenterebbe questa vignetta? E quella precedente?

È quindi giunto il momento di far loro inventare una piccola sequenza di eventi, e costruire una vera e propria striscia di un fumetto. Uno di loro si metterà prima del ragazzo scelto all'inizio, nella posizione che precede quella che avevamo selezionato; un altro si posizionerà dopo i primi due, a conclusione della striscia. E l'ultimo inventerà per tutte e tre le battute da pronunciare, che i "fumettisti" dovranno velocemente memorizzare e ripetere in sequenza, per formare un'azione scenica che abbia inizio, svolgimento e fine.

Una volta realizzata questa striscia di "fumetto vivente", scaturita ancora una volta dall'aver messo il corpo in movimento accompagnato da un semplice stimolo ideativo, si può chiedere loro di fare un piccolo passo in avanti: dividendoli in gruppi di almeno tre o quattro partecipanti, si dà loro un tema, uno spunto creativo, sul quale dovranno costruire autonomamente una striscia, individuando l'azione scenica portante, il personaggio, l'ambiente in cui svolgere il tutto, l'inizio e la fine. E naturalmente le battute da inserire nelle nuvolette e far recitare al personaggio.

Spesso abbiamo suddiviso la stanza aiutandoci con gli oggetti a nostra disposizione come se contenesse almeno tre vignette di una striscia. Abbiamo costruito nuvolette su cartoncini o fogli di carta, scritto lì sopra le battute e realizzato con i ragazzi il fumetto, chiamando poi chiunque fosse nei paraggi ad ammirare il capolavoro, visto che qualsiasi creazione artistica necessita di un pubblico fruitore. E più di qualche volta, i ragazzi sono tornati la settimana successiva portando fumetti di *Topolino, Dylan Dog* o della *Marvel,* alla cui lettura si erano incuriositi dopo aver sperimentato in prima persona questo tipo di lavoro.

Le possibilità di gioco per stimolare lo sviluppo e la comprensione del linguaggio spontaneo sono molteplici. Ve ne sono anche di più classicamente appartenenti al laboratorio teatrale, che utilizzano l'entrata in scena di due personaggi. Il terapista suggerisce al primo come entrare e la battuta da recitare, e il secondo che entra in scena un attimo dopo dalla parte opposta dello spazio scenico, deve immediatamente rispondere a ciò che ha visto e sentito, trovando una modalità di entrata e una battuta in risposta che sia congruente alla situazione creata dal compagno prima di lui, nel minor tempo possibile.

Con ragazzi ancor più grandi, magari delle scuole superiori, si possono utilizzare i testi. A uno degli allievi viene chiesto di prendere un libro e aprirlo a caso, leggendo la prima frase che gli capita sotto gli occhi. In breve tempo deve entrare in scena e recitarla, ideando un coerente contesto drammaturgico, un'emozione, una situazione. Il compagno che lo succederà si deve inserire nel gioco scenico, rispondendo adeguatamente. La scena può terminare qui o protrarsi, se il linguaggio spontaneo suggerisce ai ragazzi un piccolo dialogo pregno di significato. Una volta terminata l'improvvisazione, il teatro terapista potrà suggerire a un altro ragazzo di recitare la stessa frase, cambiando però l'emozione. Sarà pertanto molto interessante vedere come tutto cambia: il tempo, il luogo, l'azione, il personaggio, la motivazione. Non di rado accade che la creatività dei ragazzi, sollecitata da lavori di questo tipo, cominci a operare autonomamente, suggerendo loro nuove emozioni con cui recitare, nuovi personaggi che hanno un particolare vissuto e così via.

Diario di laboratorio.

Cominciamo il laboratorio sciogliendo il corpo e imitando la camminata ideata a turno da ciascuno. Uno dei partecipanti si rifiuta di sciogliere il corpo liberamente, in maniera non strutturata, senza pensare. L'inibizione motoria in lui è talmente potente da rendergli impossibile eseguire un movimento senza significato apparente, senza uno scopo. Solo quando cambio l'attività e gli offro un comando preciso (imitare la camminata ideata a turno dai compagni) vedo il suo corpo rilassarsi, e lasciarsi andare al lavoro. È molto più semplice seguire qualcuno che inventare. Mi riprometto di tornare in seguito sull'aspetto creativo.

Dopo aver così liberato e messo in moto l'energia sopita, riprendo la lavagna su cui la settimana scorsa avevamo escogitato e scritto le cinque battute, le cinque emozioni e i cinque personaggi.

Ciascuno di loro deve scegliere una battuta, un personaggio e un'emozione senza comunicarli al resto del gruppo, entrare in scena e recitare ciò che ha scelto. Divido attori e pubblico in due spazi diversi, il pubblico di fronte e gli attori a destra, e sistemo a sinistra la lavagna cosicché tutti possano vederla. Iniziamo a recitare. Al termine di ciascun pezzo chiedo agli spettatori se hanno compreso, e ciascuno a turno individua facilmente con l'aiuto della lavagna, la battuta, il personaggio e l'emozione scelti dal compagno attore.

Naturalmente indirizzo l'attenzione dei ragazzi su alcuni elementi e chiedo di ripetere, come nel caso di uno di loro che recitava la paura come se avesse freddo, o un'altra che interpretava la noia come fosse tristezza. Grazie a qualche domanda di verifica, mi accorgo che hanno perfettamente compreso mentalmente il valore di quella o quell'altra emozione. Semplicemente il loro corpo è poco abituato a mostrarle, a essere espressivo. Non hanno ancora sviluppato del tutto la consapevolezza che ogni azione compiuta dal corpo ha un significato. Se necessario, offro loro il corretto modello a cui agganciarsi.

Uno dei pazienti tende a ridere spesso, e a mettere in atto meccanismi per evitare il compito. Ma non vi è alcuna fretta, ripetiamo più volte cercando di non suscitare in lui alcuna ansia da prestazione.

Insisto inoltre perché ogni scena abbia un inizio e una fine, un'entrata e un'uscita. Devono essere consapevoli di quando hanno terminato e farlo capire anche al pubblico, utilizzando l'uscita di scena per concludere.

Diario di laboratorio.

Oltre ai all'ipoacusia e ai disturbi d'apprendimento, uno dei giovani del laboratorio di oggi è anche affetto da disturbo d'ansia.

Scioglimento corporeo iniziale. Ho già stabilito di lavorare sul contesto e sulle motivazioni che portano a una data azione. Uno dei ragazzi sceglie una frase, vediamo in quanti modi la possiamo recitare. Camminiamo con espressività diverse, poi mettiamo nella voce l'espressività. Per non suscitare in alcun modo ansia da prestazione, inizio io con una delle colleghe terapiste presenti all'incontro. Scelgo un modo molto euforico nel quale recitare la frase "Ho vinto!". Quindi lei deve immaginare ciò che accade prima della mia azione, che mi deve portare a recitare la frase esattamente come ho fatto.

Divido i ragazzi a coppie. Ciascuno inventa una frase e la recita in almeno due modi diversi, con l'altro che guarda e dispone di qualche secondo per ideare cosa potrebbe far scaturire l'azione scenica del primo. Dopo un iniziale momento di smarrimento, i ragazzi ci si ritrovano benissimo e più volte fanno la scena perfettamente. Un'attrice sceglie di recitare "Che bello" in maniera ironica, quasi disgustata. Quindi un'altra entra in scena dicendo: "Guarda che bel regalo ti ho fatto! Proprio quello che volevi, vero?" E la prima: "...che bello..."

Settimana successiva

I partecipanti ricordano molto bene l'attività della volta scorsa e la narrano a chi non era presente. Dopo qualche minuto ci disponiamo a recitare: data una frase, dobbiamo ideare ciò che viene prima e ciò che viene dopo, con tre diversi personaggi. Compreso il meccanismo, si tratta solo di mettere in moto facoltà cognitive e meta cognitive per immaginare il segmento precedente e quello successivo adeguato al contesto. Solo uno dei presenti mostra qualche difficoltà a rimanere agganciato al concreto, al presente. Ripetiamo più volte l'attività, sempre con frasi e situazioni differenti. Quindi concentriamo le nostre energie su un'unica battuta ideata da una di loro: "Questa foto la metto su Facebook", tentando di cogliere tutte le possibilità che essa offre, ogni contesto in cui potrebbe esser pronunciata. Solo quando mancano pochi minuti al termine del nostro tempo insieme, chiedo ai ragazzi di organizzare autonomamente una scena con una battuta ciascuno, un ordine di entrata e di uscita. Io fornisco loro soltanto la battuta centrale: "Ho mal di testa".

Sono tutti concentrati e lavorano rapidamente. Ecco la trascrizione della loro improvvisazione, ovviamente come al solito utilizzando nomi di fantasia:

Miriam entra in scena e si posiziona al centro, evidentemente sofferente per un cerchio alla testa. Subito dopo di lei entrano sua sorella e suo fratello.

SIMONA: Miriam, mi aiuti con l'esercizio di matematica? Non ci capisco niente.

MASSIMO: Miriam, mi accompagni all'allenamento? Mamma non mi fa andare da solo.

MIRIAM: Ho mal di testa!

Miriam viene raggiunta anche da due amici

GIOVANNA: Sbrigati, ancora non sei pronta? Faremo tardi alla festa!

DAVIDE: Se hai mal di testa, prendi un'aspirina. Basta che andiamo.

Improvvisamente entra in scena la mamma

SOFIA: La festa? Ma quale festa! Ancora non hai finito di studiare! Fila in camera tua, e voi tornate a casa vostra!

Tutti escono di scena sbuffando.

Facile notare come i ragazzi creatori della breve ma significativa improvvisazione appena trascritta abbiano perfettamente compreso il gioco di "cosa viene prima e cosa viene dopo". Inoltre hanno rispettato la consegna di ideare e recitare un'unica battuta ciascuno, senza farsi prendere dalla smania di "riempire" a tutti i costi l'improvvisazione di parole. Tutto il tempo in cui erano in scena, oltre alla frase detta, dovevano completare con l'azione corporea il tempo a loro disposizione. Ecco che Simona, dopo aver ascoltato la sorella affermare di avere mal di testa, si è messa in un angolo con il libro sulle braccia a tentare di comprendere da sola l'esercizio di matematica, mentre Massimo continuava a tirare Miriam per la manica per avere la sua attenzione. Quest'ultima ha mantenuto per tutto il tempo l'espressività relativa ad avere mal di testa, e anche i due amici arrivati successivamente non sono usciti mai dai personaggi di ragazzi esuberanti, desiderosi di andare a divertirsi.

Così, senza che fosse il nostro primo obiettivo, abbiamo lavorato anche sull'allungamento dei tempi d'attenzione, facoltà tanto necessaria per ogni apprendimento scolastico. L'azione scenica realizzata con il corpo, supporta la mente nell'essere attenta, concentrata, presente a se stessa per periodi di tempo sempre più lunghi. Il tutto avviene con uno sforzo mentale ridotto dei nostri ragazzi, i quali pertanto allenano questa facoltà quasi senza accorgersene.

8.1 L'inibizione

L'inibizione viene spesso intesa come un rigido impedimento o un divieto vero e proprio, un ostacolo al normale e spontaneo funzionamento delle attività vitali e affettive, ovvero come la repressione dei propri desideri e delle proprie inclinazioni. In realtà, il concetto che si esprime con la parola inibizione è molto più ampio e complesso, come esplicato da Cristiana Varuzza ne *Le funzioni esecutive dei DSA*[40]: "L'inibizione è una componente dell'intelligenza che permette di sospendere le azioni e le decisioni per un tempo sufficiente a eseguire analisi cognitive più sofisticate e complesse, che consentono quindi un migliore adattamento ai cambiamenti ambientali".

Ho spesso riflettuto sul fatto che, lavorando in sincronia con i sensi e le facoltà motorie e verbali, l'inibizione è ciò che ci salva la vita. È la facoltà che permette alle nostre gambe di fermarsi e non attraversare la strada quando vediamo il semaforo rosso; che ci fa smettere di masticare e sputare il boccone laddove avvertiamo un sapore di muffa in ciò che stiamo mangiando; che ci fa girare verso una fonte sonora importante come la sirena di un'ambulanza, e ci fa accostare la macchina al marciapiede per lasciarla passare. L'inibizione è quella facoltà che evita di farci prendere una nota o una sospensione se a scuola riusciamo a non pronunciare la frase offensiva nei confronti della professoressa che ci ha messo un'insufficienza nell'interrogazione in cui eravamo convinti di meritare almeno un otto. E così via, gli esempi sono naturalmente molteplici e della più varia natura.

Conducendo il laboratorio di Logoteatroterapia nei più vari con-

40 Luigi Marotta, Pamela Varvara, *Le funzioni esecutive dei DSA*, Erickson 2013.

testi mi è capitato spesso di incontrare uno dei partecipanti che, scavalcando completamente gli altri e a volte anche il conduttore, non riesca a fermare il suo eloquio, tanto meno a lasciar spazio ai suoi compagni (e quindi attira inevitabilmente le antipatie più o meno di tutti). Fa interventi a volte completamente fuori contesto o domande a raffica di cui raramente ascolta la risposta. Ho anche talvolta incontrato pazienti che non riescono a stare fermi o seduti correttamente, i quali, non avendo chiara percezione del proprio corpo, ne muovono un elemento in continuazione senza neppure accorgersene. La scarsa inibizione si ritrova spesso negli individui affetti da disturbo dell'attenzione, disturbo del comportamento, iperattività, DSA, autismo e disturbo d'ansia.

È pertanto assolutamente necessario lavorare per affinare le facoltà inibitorie, sia dal punto di vista verbale che motorio. Inoltre, sviluppando l'inibizione ci si ritrova automaticamente anche a lavorare sulla *pausa*, assai importante nell'ambito scolastico.

I giochi usati in tal senso sono della più varia natura e di solito riescono a divertire il gruppo, che accetta di buon grado di parteciparvi. Si può cominciare dal movimento libero nella stanza interrotto a un certo punto da un segnale sonoro, al quale deve corrispondere l'istantaneo fermarsi del procedere. Naturalmente l'ultimo partecipante che si ferma verrà escluso dal gioco e messo a sedere: è questa la motivazione a porre la necessaria dose di attenzione al suono che indica lo stop e alla successiva inibizione del movimento. Di volta in volta si possono aumentare i secondi in cui tutti i partecipanti devono rimanere fermi, ampliando così il tempo della pausa tra un atto motorio e il successivo. Numerose possono essere le varianti di questo gioco, per renderlo sempre più divertente e quindi non far calare la motivazione a farlo, come ad esempio differenziare il tipo di camminata introducendo l'imitazione degli animali, o aumentare la difficoltà chiedendo ai partecipanti di muoversi sempre più velocemente, il che rende ovviamente ancor più difficoltoso l'arrestarsi all'improvviso. In ultimo si possono inserire le direzioni e pertanto chiedere ai partecipanti di alternare la pausa alla camminata all'indietro, a destra o a sinistra mescolata alla normale andatura in avanti.

Il lavoro per affinare le facoltà inibitorie fu eclatante una volta in cui conducevo il laboratorio in una scuola primaria, con una classe seconda. Uno dei piccoli alunni non riusciva assolutamente a frenare il suo eloquio, né tanto meno a stare fermo per un tempo superiore ai trenta / quaranta secondi. Inutile dire che era l'incubo di tutte le maestre. Ma era anche un bambino allegro e simpatico, a cui piaceva moltissimo giocare e che quindi entrò subito nel vivo dell'esperienza insieme ai suoi compagni. Una volta compreso il meccanismo del gioco si buttò a capofitto, riuscendo ad essere uno dei primi che si fermava al segnale sonoro. Tanta era l'attenzione impiegata per riuscirvi, che un attimo dopo essersi fermato subiva un immediato calo della concentrazione, si rilassava e di conseguenza non riusciva assolutamente a non commentare con qualche frase spiritosa il suo lavoro o quello di qualche compagno. Comprendendo la difficoltà, lo lasciai fare per alcuni minuti. Poi mi avvicinai e gli chiesi di compiere ancora uno sforzo in più, ovvero non pronunciare nemmeno una parola nel momento dello stop motorio. Il bambino mi guardò con tanto d'occhi, non si era neppure accorto di aver parlato. Ma dopo averci riso su insieme a me, mi promise che ci avrebbe provato. Naturalmente riuscì egregiamente, confidandomi in un secondo momento che non era stato poi così difficile, bastava metterci un po' d'attenzione.

In quel momento disse una grande verità: le facoltà inibitorie funzionano poco senza l'attenzione.

Oltre all'inibizione, nelle attività sopra nominate entrano in gioco altri obiettivi: si lavora sull'*espressività*, sull'*attenzione acustica*, sulla *propriocezione* del corpo nello spazio, sulla pronta risposta a uno *stimolo*, sulla *creatività*, sull'*immaginazione e* sul *problem solving*. Guardando l'insieme di un gruppo di bambini, adolescenti o adulti che dedica qualche minuto a questo tipo di gioco, sarà impossibile non notare che ciascuno di loro è perfettamente nel "qui e ora": è presente a se stesso, alla richiesta del conduttore, rispetta il contesto, lo spazio e il gruppo dei pari. In una parola è perfettamente inserito nella microsocietà che abbiamo appena costruito insieme.

Tra gli obiettivi che la Logoteatroterapia si pone di raggiungere, c'è il rendere i comportamenti dei nostri ragazzi sempre più autonomi e adeguati socialmente. Per questo viene concesso molto tempo agli esercizi e ai giochi di laboratorio. Quando l'individuo sperimenta e allena le abilità sopracitate, divertendosi nella relazione serena e rilassata con gli altri, sarà poi in grado di generalizzare il comportamento e ripeterlo in altre occasioni, perché ne ha già fatto esperienza.

IX. La relazione. Azione e reazione

La relazione è qualsivoglia tipologia di rapporto che viene a crearsi fra due o più persone, dovuto a sentimenti, parentele, scopi comuni o anche il semplice trovarsi a condividere lo stesso spazio per un periodo di tempo. Tale lasso di tempo può essere di durata molto variabile, dagli anni della scuola in cui ci si ritrova nella stessa classe, alle poche ore di un pomeriggio di gioco nel cortile sotto casa.

L'essere umano è una creatura sociale, che vive intessendo sempre nuove relazioni o modificando quelle che ha già costruito. Una buona comprensione del contesto in cui si trova e dei comportamenti socialmente adeguati da mettere in atto, migliora sempre più la capacità di entrare in relazione, facilitando e arricchendo lo scorrere della propria vita.

Ma i pazienti affetti da qualsivoglia tipologia di disabilità soffrono inevitabilmente un drastico abbassamento dell'autostima e una forte inibizione a fare il primo passo per avvicinarsi all'altro. Spesso mostrano enormi difficoltà a entrare in relazione con il mondo esterno alla propria famiglia, la quale in tal modo diventa l'unico nucleo sociale di riferimento, "nido" che riscalda e protegge, ma che esclude e preclude la possibilità di farsi degli amici al di fuori di essa.

Un pomeriggio invernale mi trovo a condurre il laboratorio con bambini della terza classe della scuola primaria. Giocando e ridendo, mi ritrovai a fare a uno di loro un piccolo scherzo e mi accorsi ben presto che il bambino, pur provando fastidio, non reagiva alla burla. Sarà un caso, mi dissi. Riprovai ancora. Il bambino semplicemente non sapeva come reagire. Rivolsi la mia attenzione agli altri allievi. Alcuni protestavano debolmente, altri semplicemente arretravano di qualche passo. Qualcuno non reagiva in alcun modo proprio come il primo bambino. Le operatrici presenti al laboratorio, che da subito avevano notato l'accaduto guardando dal di fuori la dinamica che si stava creando, cominciarono a fare domande ai bambini sul perché non reagissero ai miei scherzi. Dopo qualche attimo di imbarazzo, i bambini ci comunicarono che non sapevano assolutamente cosa fare e che anche a scuola o negli ambiti sportivi, se un loro amichetto dava loro una spinta, uno scappellotto o faceva il solletico (con intenti del tutto bonari, proprio come giocano i bambini tra di loro) non erano assolutamente in grado di rispondere, e l'unica soluzione che avevano trovato era allontanarsi.

Una volta ascoltati i loro racconti, misi immediatamente da parte ciò su cui volevo lavorare quel pomeriggio, per concentrare tutte le nostre energie sul concetto di azione e reazione. Chiesi ai bambini di fare un elenco delle azioni che avevano visto compiere ai loro compagni verso altri amici e come avevano risposto questi ultimi. Misi poi in scena con gli altri adulti presenti ciò che avevano raccontato, realizzando delle piccole improvvisazioni. Di volta in volta chiarivamo il contesto, il luogo e i personaggi. I bambini ci osservavano come spettatori, e una volta terminata la scena, chiedevo loro se la reazione gli sembrava adeguata o esagerata e cosa avrebbero fatto al posto dei personaggi testé osservati. Ne nacque un dialogo importante, fra di loro e con noi, su cosa significa reagire a un'azione e la natura di quest'ultima.

L'azione che un amico compie nei confronti di un altro può essere simpatica, amichevole, divertente, affettuosa; ma altresì prepotente, offensiva, prevaricante, sciocca. Dunque quali sono i modi per reagire? Quali sono le situazioni in cui invece la risposta più astuta è chiamare un adulto a risolvere il contenzioso? Cercando di rispondere a queste domande, tra un'azione scenica e un commento, il pomeriggio passò presto e ci salutammo per rivederci poi la settimana successiva.

Trascorsi sette giorni chiedemmo ai bambini se la loro settimana era stata diversa in virtù delle nostre scoperte del giovedì precedente. Nessuno di loro aveva reagito apertamente a qualche provocazione, ma almeno avevano cominciato a fare caso ai modi di reazione dei loro compagni o delle maestre, e con grande senso critico avevano cominciato a distinguere le reazioni adeguate da quelle esagerate o insufficienti.

Diario di laboratorio

I tre preadolescenti che partecipano a questo laboratorio non sono affetti da ipoacusia. Il loro canale uditivo è intatto e funziona alla perfezione. Eppure anche loro hanno qualche difficoltà sia nel comprendere se un'azione condotta da un compagno verso di loro sia gentile, offensiva o semplicemente scherzosa, e quale sia la modalità adeguata con cui quale rispondere. Mi rendo conto che la bassa autostima che li contraddistingue, dati gli scarsi risultati scolastici e linguistici, gioca un ruolo fondamentale nel non sentirsi adeguati nel gruppo dei pari, nel preferire ritrarsi e stare per conto proprio piuttosto che affrontare gli amici, con la paura di sbagliare, di non dire la cosa giusta, di esagerare. Ma ecco che il laboratorio di Logoteatroterapia viene loro in aiuto. Tramite le più varie simulazioni di situazioni ipotetiche con il gruppo dei pari, abbiamo la possibilità di "studiare" azione e reazione, cercando di modulare queste ultime, affinché non siano né troppo esagerate né eccessivamente blande.

Una carezza è un gesto d'affetto. Come si risponde? Un pizzicotto è invece un dispetto. Come si reagisce? Dispongo a coppie i partecipanti al laboratorio, sia adulti che ragazzi, così da compiere piccole simulazioni relative. Il primo fa un gesto e l'altro deve sforzarsi di reagire in maniera adeguata.

Successivamente allestisco la scena come fosse la fermata dell'autobus dove si incontrano due personaggi. Il primo deve fare qualcosa di gentile o di maleducato al secondo, che deve rispondere. Funzionano tutti tranne un giovane attore che si fa un po' prendere la mano e inventa una scena in cui trova molti soldi per terra, regala al compagno il suo portafoglio, stacca il palo della fermata... ridiamo tutti ma poi lo faccio riflettere sulla scarsa verosimiglianza di ciò che ha recitato. Il clima allegro e divertente che si è creato fa sì che il ragazzo accetti i miei consigli senza cadere in frustrazione, anzi con sincera volontà di fare sempre meglio.

Un pomeriggio di laboratorio lavoravo con un bambino che frequenta la quarta classe della scuola primaria. Non ricordo quale fosse lo spunto di partenza, ma ci ritrovammo ad affrontare il tema della collera, relativo a ciò che ci fa arrabbiare. Il bambino affetto da DSL e DSA non riesce in alcun modo a comunicarmi neppure un esempio di ciò che scateni la sua rabbia. Vedendo che ci stiamo impantanando in un discorso senza uscita, lo sollevo dalla richiesta, rimandando la risposta alla prossima volta in cui ci saremmo incontrati. La volta successiva è lui stesso a corrermi incontro e affermare di aver trovato una cosa che lo fa arrabbiare: quando in classe uno dei compagni prende la sua penna senza chiedergli il permesso. È talmente soddisfatto di aver risposto alla mia domanda da aver dimenticato persino di salutarmi. Ma ovviamente il nostro lavoro è appena iniziato: come si reagisce al compagno che prende la penna senza chiederlo? Ecco una nuova richiesta che lasciò nuovamente di stucco il mio giovane allievo. Mi accorsi che non si era mai soffermato a riflettere sul fatto che poteva reagire a ciò che gli dava tanto fastidio. Ancora una volta il teatro e il gruppo dei pari vennero in nostro soccorso tramite le improvvisazioni di una classica mattinata a scuola, e lo scambio dei ruoli, in cui il bambino si ritrovava (con grande soddisfazione, peraltro) a interpretare colui che prendeva la penna incurante delle proteste del proprietario.

Naturalmente il lavoro non terminò lì. Qualche settimana più tardi, con il laboratorio di cui faceva parte lo stesso bambino decido di esercitarci con l'oggetto immaginario. Dalla mia borsa fingo di tirar fuori una cosa disgustosa, le cui caratteristiche (forma, grandezza, peso, odore, consistenza) erano chiare ai partecipanti solo grazie ai miei movimenti, gesti e all'espressività del viso. Passo al mio vicino di destra l'oggetto, anch'egli esprime il disgusto con tutto se stesso, per poi passarlo al successivo e così via. Una volta che tutti hanno avuto la possibilità di prendere e passare l'oggetto immaginario, fingo di buttarlo nella pattumiera e finalmente ciascuno può esprimere verbalmente cos'aveva immaginato di avere in mano per qualche secondo. Il bambino che qualche settimana fa aveva difficoltà a identificare quel che scatena il suo disappunto, stavolta mostra lo stesso disagio nel ricercare nella propria memoria ciò che lo disgusta, tanto da affrettarsi a dire una cosa molto simile a quella del compagno pur di fornire una risposta. Anche stavolta, pur di non suscitare la sua ansia da prestazione (ho già osservato il suo respiro farsi più corto e il suo corpo cominciare ad agitarsi, segni evidenti di nervosismo, di non sentirsi all'altezza degli altri), affermo che non vi è alcuna fretta e che possiamo continuare quest'attività la prossima settimana. Nel frattempo potremo fare attenzione a quel che ci accade e fissare nella nostra memoria quei piccoli elementi che suscitano il nostro disgusto.

Ecco come il laboratorio di Logoteatroterapia oltre a perseguire e spesso raggiungere gli obiettivi già spesso citati di organizzazione spazio-temporale, espressività, miglioramento delle capacità comunicative e relazionali, stimola l'*osservazione* e le conseguenti facoltà *cognitive* e *metacognitive* su ciò che accade a noi e attorno a noi, sviluppando capacità di analisi e senso critico.

X. La concentrazione

Il *Dizionario della lingua italiana* di Tullio De Mauro definisce la concentrazione "impegnare tutta la propria attenzione" per una specifica attività o il raggiungimento di uno scopo. La concentrazione è indispensabile per ottenere il miglior risultato possibile in ogni situazione, dal realizzare un oggetto con i mattoncini Lego, al riuscire a risolvere il problema di matematica o seguire la maestra per tutto il tempo in cui detta un testo agli alunni, cercando di perdere meno parole possibili. Non dimentichiamo che ogni attività che svolgiamo in sede di terapia ha sempre un risvolto pratico nella vita di tutti i giorni, in ambito scolastico, relazionale, familiare, relativo alle autonomie da conquistare. È pertanto indispensabile lavorare per allungare i tempi di attenzione e mettere quell'attenzione al servizio della concentrazione.

L'attenzione comincia dallo sguardo. Un bambino il cui sguardo vaghi da un oggetto all'altro, che raramente guarda negli occhi gli altri bambini o i terapisti, è di certo un bambino con deficit attentivo, il cui disturbo si riversa poi nel non riuscire a stare fermo, non avere percezione del proprio corpo e della posizione occupata nello spazio e così via. Cominciando a lavorare nella fase di riscaldamento, nel punto in cui si deve rimanere qualche secondo in equilibrio su una sola gamba, dico sempre ai partecipanti che solo chi si concentra riesce a rimanere in equilibrio. E che fissare un punto del muro davanti a sé è un buon metodo per non perdere la concentrazione.

Dal diario di un laboratorio
Quarta classe scuola primaria

Nel laboratorio teatrale mi capita sempre più spesso di incontrare bambini definiti iperattivi, a volte dai loro genitori, spesso dalle maestre, ancor più spesso dalle madri dei loro compagni. In realtà essere affetti da ADHD, ovvero non riuscire a esercitare un buon livello di autocontrollo, oltre a tempi minimi di attenzione e concentrazione, non è poi così comune, e capita sovente di etichettare un bambino particolarmente vivace o con difficoltà d'attenzione in questo modo. Ma al di là della diagnosi più o meno corretta, interrogandoci su un disturbo del genere immaginiamo tutti un paziente che parla in continuazione, non ascolta, interrompe, non riesce a stare seduto composto, non mantiene lo sguardo su uno stesso oggetto o persona per più di una manciata di secondi, fa in continuazione domande delle quali non ascolta le risposte. Un individuo irritante, insomma, difficile da gestire soprattutto se inserito in un gruppo o classe con altri compagni, che di conseguenza necessitano dell'attenzione dell'adulto anche se non la richiedono con la stessa insistenza e convinzione del primo. Facile perdere la pazienza, facile perdere per strada le informazioni che volevamo dare, facile perdere di vista gli altri che nel frattempo restano indietro, facile perdere un sacco di cose. Altrettanto facile, quindi, riempire tutte queste perdite di parole, molte parole, un mare di parole: le sue, le nostre, quelle degli altri bambini, quelle degli altri adulti. Tutti convinti che la frase che fuoriesce dalla propria bocca sia essenziale. E allora ecco: "insomma, smettila", "adesso stai zitto", "me lo hai già chiesto mille volte", "non capisci che se continui così nessuno più vorrà giocare con te?" e così via, avanti di questo passo. Il nostro (chiamiamolo Andrea, giusto per immaginarcelo più facilmente) sa alla perfezione tutto ciò che gli adulti gli dicono. Conosce le regole, le azioni e le reazioni, le eventuali punizioni, le sgridate e i motivi dei rimproveri. Non ha bisogno di tutte queste parole. Se non le ascolta per più di un minuto è perché è troppo più forte di lui l'alzarsi dalla sedia, il muoversi, il parlare.

"Bene", mi dico. "Proviamo allora a stare tutti fermi e in silenzio." Chiedo alla classe di disporsi accanto a me in cerchio e di rilassarsi. Semplicemente. I bambini sono bravissimi, riescono a star fermi ascoltando solo il proprio respiro. Andrea ridacchia, prova a fare battute, ma è presto inibito dal fatto che nessuno raccoglie le sue provocazioni, nessuno risponde. Trascorsi pochi minuti, a voce bassa inizio un breve giro di domande a tutta la classe.

Mentre rivolgo l'attenzione a un altro bambino Andrea mi parla, risponde alle domande del primo, addirittura si mette fisicamente davanti a me per ottenere la mia attenzione. Pertanto smetto di parlare e di muovermi, lo guardo con dolcezza ma senza fare assolutamente niente. Gli altri bambini e adulti seguono il mio esempio. Andrea è molto intelligente, capisce subito che c'è qualcosa di strano e si zittisce anche lui. Dopo qualche secondo di silenzio riprendo da dove avevo lasciato. Finalmente Andrea aspetta il suo turno per prendere la parola, ma quando sto per arrivare a lui, tanta è l'agitazione e l'eccitazione da costringerlo ad alzarsi dalla sedia e precedere la conversazione. Di nuovo resto in silenzio. Il suo corpo si adegua nuovamente alla situazione. Si mette seduto composto e aspetta che sia io a iniziare il dialogo. Gli sorrido, gli dico che è bravissimo, e che so che si sta impegnando tanto. Finalmente gli faccio la domanda che lui già conosce e che aspetta ormai da almeno dieci minuti, e riesce a enunciare la risposta al momento adeguato. Gli sorrido, mi sorride anche lui. Sappiamo entrambi che è solo un momento, che tra poco inizierà di nuovo a parlare e a muoversi, ma per adesso ci godiamo quest'attimo di vera comunicazione e di un rapporto un po' più profondo di prima. In silenzio, ci siamo guardati. In silenzio, ci siamo ascoltati. E dal silenzio riusciremo, finalmente, a comunicare.

Con classi o gruppi particolarmente esuberanti, spesso utilizzo il silenzio e lo sguardo per comunicare. Dalle maestre specializzate nel Metodo Montessori ho imparato molto tempo fa quanto sia controproducente alzare la voce per sovrastare il chiasso degli alunni e costringerli ad ascoltare i miei comandi. Li si abitua a urlare, a utilizzare la voce in modalità sbagliata. Involontariamente si trasmette loro il messaggio che questo sia l'unico modo per farsi ascoltare. Non a caso, sempre più spesso nelle classi della scuola primaria vengo in contatto con bambini afoni, che sforzano eccessivamente le proprie corde vocali ottenendone un affaticamento foriero, in seguito, di gravi problemi.

Tornando al momento in cui la classe con cui stavo per iniziare il laboratorio era immersa nel caos, ho sperimentato ormai da anni che restare in totale silenzio e comunicare con il corpo la necessità che ciascuno smetta di parlare e rivolga a me la propria attenzione è la strategia vincente. A volte occorre qualche minuto per ottenere il silenzio di ciascun alunno, ma ne vale la pena. Quindi con voce volutamente bassa e utilizzando il minor numero possibile di parole, spiego ai miei allievi l'attività che andremo a svolgere. Ho conquistato il silenzio e l'attenzione, visiva e uditiva. È pertanto possibile iniziare a stimolare la concentrazione.

Ci disponiamo tutti in cerchio spalla contro spalla, sguardo verso il pavimento. Appena l'operatore dà il via, ciascuno alza la testa e fissa il primo punto della stanza che trova davanti a sé. Quindi comincia a camminare per arrivare a toccarlo, senza mai distogliere lo sguardo. Una volta che l'avrà toccato deve girare di scatto la testa e fissare lo sguardo su un nuovo punto, nel lato opposto della stanza. Anche stavolta si muoverà per arrivare a toccarlo senza mai distogliere lo sguardo, e farà la stessa cosa con un terzo punto. Una volta toccati tre punti, ciascuno torna al centro e, quando sono ritornati tutti, il primo nomina i tre punti che ha raggiunto, cercando di non indicare ma spiegando il meglio possibile a parole. Ad esempio, quando un alunno si trova a dire: "Ho toccato là" lo stimoliamo a spiegare meglio, così da dire: "Ho toccato un punto al centro del tavolo bianco, vicino al barattolo dei colori", e così facendo lavoriamo anche sulla *memoria* (non di rado accade che trascorsi pochi minuti, qualcuno ricordi solo uno o al massimo due dei punti toccati), la *topologia* e l'*arricchimento* dell'espressione verbale.

In questo gioco è importante che un operatore resti all'esterno del cerchio, in osservazione del gruppo, per poter verificare se tutti i componenti sono riusciti a mantenere lo sguardo per il tempo e lo spazio necessari a toccare l'oggetto individuato dalla prima occhiata. Spesso accade che all'inizio qualcuno dei partecipanti abbia individuato un punto da toccare, ma nel tragitto necessario a raggiungerlo si lasci distrarre da altri elementi. Al termine del gioco l'operatore esterno glielo farà notare, così da chiedergli di provare a fare meglio la volta successiva. Ripetiamo quindi il tutto, ci rimettiamo spalla contro spalla e ricominciamo da capo. Già da questa seconda volta tutti i partecipanti riescono a mantenere lo sguardo fisso fino al raggiungimento dell'obiettivo, o almeno per i tre quarti del percorso. Di certo, alla fine, tutti ricorderanno molto più chiaramente i punti che hanno toccato, anche nella corretta sequenza.

Un altro gioco molto conosciuto, che allena concentrazione e memoria visiva, è quello in cui si chiede al paziente di osservare gli oggetti presenti nella stanza per tre minuti. Poi lo si benda e gli si chiede di ricordare almeno dieci degli oggetti osservati.

Anche Konstantin Stanislavskij, nel celeberrimo *Il lavoro dell'attore su se stesso,* descrive un gioco molto simile, realizzato con gli allievi dello Studio d'Arte di Mosca, nel capitolo in cui illustra come allenare l'attenzione scenica. Una volta acquisita la capacità di osservazione e di conseguenza allungati i tempi d'attenzione, si continua questo tipo di lavoro allenando le facoltà mnemoniche, grazie all'ausilio di osservazione e concentrazione.

I giochi da fare sono molteplici, ad esempio uno dei partecipanti al laboratorio si colloca nello spazio scenico scegliendo una posizione buffa e rimanendovi per qualche secondo. Di seguito, un altro lo dovrà sostituire riproponendo la stessa posizione, cercando di ricordare e riprodurre tutti gli elementi del corpo del compagno. Successivamente il gioco si può allargare al gruppo: tre attori creano una "scultura" a loro piacimento, spesso con i corpi intrecciati tra loro, altrettanti dovranno ricrearla nel minor tempo possibile e con la maggiore accuratezza di cui sono capaci. È importante che uno dei partecipanti resti sempre esterno (giocherà al prossimo turno) per meglio osservare la prima scultura e verificare quanto la seconda sia aderente all'originale.

Dopo aver lavorato per allenare la memoria visiva e corporea, facciamo un piccolo passo in avanti aggiungendo anche le facoltà creative. Uno dei pazienti (ma anche un collega, è sempre importante mettersi tutti in gioco) sceglie e realizza un'entrata in scena, come arrivare stanco da scuola, tirare fuori le chiavi di casa dalla tasca e aprire la porta. L'attore successivo deve ripetere ogni azione del compagno e aggiungere un elemento in più, che potrà essere: entrare in casa, gettare lo zaino a terra e chiamare qualcuno a gran voce. Il terzo deve ripetere le azioni dei primi due e andare avanti e così via, fino ad arrivare a un'azione scenica che concluda la piccola storia appena raccontata. È infatti sempre importante lavorare stabilendo chiaramente l'inizio, lo svolgimento e la fine della produzione creativa. A questo punto ci si può anche sbizzarrire mescolando le carte in gioco: uno dei partecipanti può ripetere tutta la scena a ritroso, dall'ultima azione alla prima; un altro mescolerà l'ordine a proprio piacimento; un terzo potrà inserire la persona chiamata in causa ma mai apparsa sulla scena, un quarto potrà cambiare il finale, inserendo un elemento fantastico come l'arrivo di un vampiro, e così via.

L'esercitare la concentrazione ha aperto altre strade, e senza neppure rendercene conto ci siamo trovati a stimolare anche l'*osservazione*, il *contatto oculare*, la *memoria* verbale e corporale, la *topologia*, la *creazione* di una storia in sequenza, la *concatenazione* logica degli eventi.

XI. L'IMPROVVISAZIONE

L'improvvisazione è sicuramente lo strumento privilegiato per far sperimentare ai pazienti il grande palcoscenico che è la vita[41]. Tramite l'improvvisazione i nostri hanno la possibilità di fare esperienza del rapporto che si crea con dati personaggi in un dato contesto, delle azioni da compiere, delle dinamiche relazionali. Tutto questo avviene in uno spazio protetto e in totale assenza di giudizio. Nel laboratorio ci si può fermare, comprendere sempre meglio, ricominciare da capo tutte le volte che è necessario. Inoltre la Logoteatroterapia non perde mai di vista la propria finalità linguistica, laddove uno dei principali obiettivi è la comprensione e produzione del linguaggio *verbale* e *non verbale* spontaneo e corretto dal punto di vista morfosintattico, facendo leva sull'importanza del corpo come recettore e trasmettitore di messaggi.

In sintesi, l'improvvisazione permette di allenarsi per la vita vera.

Nei capitoli precedenti gli elementi necessari al lavoro dell'attore sono stati scomposti e analizzati uno per uno. Nell'improvvisazione si riuniscono per lavorare tutti insieme. Per far comprendere ai partecipanti del laboratorio cosa stiamo facendo, spesso fornisco loro l'immagine dell'automobile. Nella fase laboratoriale è come se portassimo l'automobile (il nostro corpo e la nostra voce) dal meccanico, a controllare se le gomme, il motore, i freni siano perfettamente funzionanti (tramite i giochi compiuti insieme). Quindi il meccanico fa una prova su strada (l'improvvisazione) per essere certo che tutto funzioni alla perfezione, prima di restituire la macchina al suo legittimo proprietario che la utilizzerà ber brevi (lo spettacolo finale) o lunghi tragitti (la vita reale).

Ecco, ora siamo pronti a improvvisare.

"Tutti possono recitare. Tutti possono improvvisare. Chiunque lo desideri può recitare a teatro e imparare a diventare degno di

41 Concetto affermato da Shakespeare più volte in altrettante opere come *Amleto, Il mercante di Venezia, La dodicesima notte.*

stare in scena"[42]. Con queste parole Viola Spolin[43] introduce il suo libro sull'improvvisazione, preziosa fonte di riflessioni e giochi teatrali.

L'*incipit* testé citato afferma inoltre, a mio parere, una grande verità: chiunque può fare teatro. È esattamente ciò che dico ai miei allievi, quando qualcuno di loro, posto davanti a un'improvvisazione, teme di non saper recitare e vorrebbe tirarsi indietro. Può sopraggiungere ansia da prestazione, imbarazzo di avere un pubblico che guarda, timore di fare brutta figura davanti ai propri amici. Ma è proprio a questo punto che affermo con assertività che chiunque può fare teatro, il teatro è l'arte accessibile a tutti. Non occorre avere una bella voce, come nel canto. Non occorre un fisico perfetto ed estremamente coordinato, come nella danza. Non occorre orecchio musicale, come nella musica. Non occorre talento e disposizione per il disegno, come nella pittura. Basta essere se stessi e avere voglia di giocare con altre persone.

Pertanto, solo quando il mio uditorio si è almeno in parte rilassato, possiamo cominciare.

Di solito fornisco ai partecipanti uno spunto, anche se non di rado sono loro stessi che lo forniscono a me, raccontandomi eventi che li hanno visti protagonisti. Analizziamo insieme l'accaduto e scegliamo i personaggi. Quindi lascio ciascuno libero di iniziare e di scegliere con chi recitare. Dopo qualche momento di pianificazione, in cui a ciascun attore viene richiesto di organizzare mentalmente la sequenza di ciò che vuol mettere in scena, finalmente la storia si avvia a prendere forma.

Non di rado nelle improvvisazioni si lavora indirettamente sul *problem solving*. Ad esempio: un personaggio ha perduto qualcosa (ogni attore deve decidere autonomamente chi è, cosa ha perduto e dove si trova) e l'altro personaggio deve aiutarlo trovando una soluzione.

Un martedì in cui a sei ragazzi di undici anni avevo proposto questo tipo di improvvisazione, il secondo personaggio inizialmen-

---

42 Da Viola Spolin *Esercizi e improvvisazioni per il teatro*, Roma, Dino Audino Editore 2005.

43 Viola Spolin (1906-1994) è stata una grande teorica e insegnante di teatro americana. Grazie a tecniche di improvvisazione, guidava i suoi allievi verso la concentrazione e il qui e ora del teatro. Il suo lavoro è stato poi utilizzato da numerosi registi teatrali. Il suo libro è considerata una pietra miliare per chiunque si avvicini all'improvvisazione e alla recitazione.

te si limitava a trovare in terra l'oggetto perduto senza alcuna difficoltà. Ma una volta che chiedemmo loro di non trovare l'oggetto, bensì soluzioni alternative, ecco che emersero idee carine e originali, attraverso le quali i ragazzi sperimentarono nuove modalità risolutive, provando al contempo grande soddisfazione per esservi riusciti autonomamente.

Diario di laboratorio.

Già da varie settimane stiamo lavorando sulle improvvisazioni, ma mi rendo conto che forse qualcuno dei partecipanti ancora non ha colto appieno il significato di tale metodo recitativo. Pertanto lo rispiego una volta di più, stavolta però ponendo il confronto tra la recitazione con il testo e l'improvvisazione. In essa dobbiamo aver chiare le risposte al Dove, Chi, Cosa e Perché, ma poi siamo liberi di creare battute, azioni sceniche, *gag*, relazioni con gli altri personaggi.

Nonostante abbia fornito loro numerosi esempi e scritto su un grande foglio le mie parole, colgo ancora qualche sguardo spaesato negli occhi del mio uditorio. Benissimo, passiamo a vivere concretamente ciò che ho appena illustrato verbalmente e scritto.

Casualmente in borsa ho il libro *Momo* di M. Ende, lo apro a caso e scelgo una riga: sarà il testo da recitare. I miei attori lo memorizzano in pochi secondi e si dispongono a recitarlo entrando in scena con me. Ciascuno interpreta sostanzialmente se stesso, ma sceglie una diversa emozione con cui inscenare la battuta prescelta. L'avere il testo a cui appoggiarsi, il non dover inventare frasi, battute, rende i miei giovani attori molto più rilassati, elimina quasi del tutto l'ansia da prestazione e permette loro di tirar fuori al meglio i rispettivi talenti. Pertanto in pochi minuti le scene sono terminate, ciascuno ha eseguito la propria con facilità e bravura. Passiamo ora a improvvisare. Inizio io entrando in scena spaesata, è evidente che qualche pensiero mi turba. Ciascuno deve improvvisare un dialogo o un'azione scenica con me, avendo a disposizione solo il mio agire come stimolo all'azione scenica. Volutamente scelgo di non pronunciare alcuna battuta e recitare solo con il corpo e lo sguardo. Dopo un primo momento di smarrimento, una ragazza prende coraggio e si butta. Fingendo di essere una signora ricca e un po' snob, mi avverte che a terra ci sono escrementi di un cane e di fare attenzione. Dopo di lei anche una sua compagna ha avuto un'idea e la sua scena consiste in vari tentativi di rubarmi la borsa. Una terza sceglie un'azione semplice ma efficace: entrando in scena di fretta, mi chiede che ore sono, io la guardo senza fornire alcuna risposta e lei esce affermando che io debba essere un po' squilibrata. A questo punto un altro ha finalmente un'idea vincente: entra in scena fingendo anche lui di essere fuori di testa e tenta di relazionarsi con me tramite battute che ricordano il teatro dell'assurdo. Termina la sequenza un'altra ragazza ancora, che ha perduto il cane e me ne chiede notizie.

Sono stati tutti eccellenti. Le espressioni sui loro visi sono decisamente mutate, esprimono soddisfazione, allegria. Abbiamo ancora qualche minuto, ci sediamo un attimo. Insieme agli altri operatori presenti riflettiamo sul fatto che ciascuno ha ideato in pochi secondi una situazione, un'azione, un personaggio e varie battute adeguate al contesto. Una delle attrici afferma che improvvisare è stato per lei molto più difficoltoso che recitare con il testo scritto. È convinta di non essere stata all'altezza degli altri. In realtà la sua scena ha funzionato benissimo, come tutti le ricordiamo.

Una volta di più i ragazzi sono stati "agenti terapeutici" l'uno per l'altro, banco di prova e di confronto, porto sicuro in cui trovare il coraggio di sperimentare, di lasciarsi andare, sicuri della totale assenza di giudizio e altrettanto estrema accoglienza di tutto ciò che fuoriesce dal talento di ciascuno.

Come già detto, l'attore che si trova a improvvisare necessariamente esercita le proprie facoltà di *pianificazione* e *problem solving*. Ma spesso ho utilizzato la tecnica delle improvvisazioni, che tra l'altro piace sempre a grandi e piccini, per portare i partecipanti a vivere, e di conseguenza introiettare, vari temi e molteplici situazioni. Non dimentichiamoci mai che il laboratorio di Logoteatroterapia utilizza le tecniche teatrali con il solo scopo di migliorare la qualità della vita dei partecipanti. Di conseguenza è, e dev'essere, un prezioso supporto per la comprensione di concetti astratti, per tutti i tipi di apprendimento e per le funzioni esecutive.

Un esempio di come le improvvisazioni supportino elementi di questo genere, è il lavoro che spesso facciamo sui concetti uguale/simile/diverso/opposto. Dopo aver chiesto verbalmente ai partecipanti vari esempi su azioni o oggetti che rispondano alle quattro categorie sopra citate, ci disponiamo a improvvisare azioni con le medesime caratteristiche, così da far vivere ai nostri protagonisti ciò su cui la loro mente si è tanto sforzata un attimo prima. Un esempio potrebbe essere questo. Un attore entra in scena mangiando un panino. Facile per il prossimo attore eseguire un'azione *uguale*: anch'egli entrerà in scena mangiando qualcosa, relazionandosi con il primo grazie a grandi sorrisi ed espressioni di giubilo nel gustarsi un boccone dopo l'altro di una cosa così buona. Il terzo attore dovrà trovare un'azione *simile*; potrà pertanto entrare in scena bevendo una bibita o succhiando una caramella. Il quarto attore dovrà assolutamente slegarsi dai primi tre, trovando un'azione completamente *diversa*, dall'allacciarsi le scarpe al leggere un libro e così via. E al quinto la parte più difficile: interpretare l'azione *opposta* del primo.

A volte occorre più di qualche minuto per trovare che l'azione opposta di mangiare (immettere cibo nel nostro stomaco) sia vomitare (azione inversa, il cibo esce fuori) ma una volta trovata, la *gag* che si crea può essere davvero esilarante, specialmente nel momento in cui i cinque attori verranno stimolati a cucire insieme le varie azioni creando una sequenza scenica ben organizzata, con tanto di inizio svolgimento e fine. Il primo entra in scena con un enorme trancio di squisita pizza. Il secondo gliene chiede un pezzetto e lo mangia con la stessa soddisfazione del primo. La terza è magari una fanciulla attenta alla dieta, che raggiunge i suoi amici bevendo solo tè verde. Il quarto amico raffreddato li raggiunge starnutendo a più non posso, ma in mancanza di un fazzoletto non trova altra soluzione che pulirsi il naso sulla propria maglietta (e qui le *gag* clownesche aprono infinite possibilità). La quinta attrice prova un tale fastidio nel vedere il comportamento maleducato del quarto, da non resistere ai conati e vomitare tutto il pranzo.

In mancanza di cinque attori, o anche solo per esigenze di comprensione del meccanismo dell'esercizio, tutto ciò può anche essere recitato da un solo personaggio. Un ragazzino vorace, che torna a casa da scuola mangia tutto quel che trova in frigo. Beve a grandi sorsi una bibita gassata. Si mette a far ginnastica, ma il cibo ingurgitato troppo velocemente e voracemente non ne vuol sapere di restare nel suo stomaco. Il nostro si ritrova a rigettare sul prezioso tappeto di sua madre, suscitando le giustificate ire di quest'ultima.

Pertanto se l'obiettivo è aumentare la consapevolezza dei principi uguale/simile/diverso/opposto, comprendendo appieno la differenza che sottende ciascun elemento, ci si può sbizzarrire all'infinito con le idee più fantasiose, proponendo agli stessi partecipanti del laboratorio di inventarne di nuove.

Dopo mesi in cui abbiamo lavorato allenandoci a recitare, inventando giochi sempre nuovi per esercitarci sugli elementi descritti nei capitoli precedenti, adattando di volta in volta le attività alle necessità dei partecipanti, finalmente si inizia a provare lo spettacolo che ogni gruppo di giovani o meno giovani attori porterà in scena.

In alcune delle validissime esperienze di teatroterapia, come nella drammaterapia, recitare davanti al pubblico non è *conditio sine qua non*. Lo spettacolo finale del percorso viene realizzato solo qualora sia davvero funzionale ai pazienti del laboratorio. Non è così per la Logoteatroterapia, per la quale invece avere come obiettivo finale la realizzazione di una *performance* davanti a un folto pubblico racchiude ulteriori obiettivi, non raggiungibili solo in fase laboratoriale.

Innanzitutto la motivazione al lavoro: sapere di dover recitare di fronte a un pubblico genera automaticamente una grande spinta a migliorarsi sotto ogni punto di vista. Poi la memorizzazione di frasi o monologhi più o meno lunghi, che ampliano la capacità mnemonica, aumentano il vocabolario, inserendo in esso parole a bassa frequenza d'uso, proverbi, modi di dire. La scelta dell'argomento su cui basare la messa in scena è fonte di dialogo, ascolto e confronto tra le generazioni, e fa nascere una riflessione e un approfondimento dell'argomento stesso. Ne sono esempi spettacoli come *Quando vincemmo la paura* o *Gioca con me!*. Nel primo a ciascuno fu data la possibilità di esprimere le proprie paure più nascoste, e scoprire che spesso gli amici hanno timore se non delle stesse cose, di elementi davvero simili a quelli di ciascuno. Una paura condivisa è di certo già in parte sdrammatizzata. Il secondo ci fece interrogare sui videogiochi, su quanto tempo della nostra giornata trascorriamo incollati al pc, al tablet o allo smartphone, e quali sono invece i giochi da cortile, da tavola, con le carte e così via.

Inoltre nel corso del 2019 affrontammo addirittura l'opera di Shakespeare, portando in scena una riduzione di quattro commedie e una tragedia del Bardo[44]. Lo spettacolo *L'isola di Shakespeare* fu pertanto l'occasione per venire in contatto con i capolavori del geniale drammaturgo inglese, e la visione del film *Shakespeare in love*

44 Le commedie erano *Le allegre comari di Windsor, Il mercante di Venezia, La Tempesta, La bisbetica domata*. La tragedia era *Amleto*.

un modo per entrare nel cuore del teatro seicentesco.

Lo spettacolo teatrale ha inoltre indubbie ricadute sull'autostima di chiunque vi partecipi. Ricevere applausi scroscianti durante la *performance*, e inebrianti complimenti dopo la chiusura del sipario, rendono enormemente felici i nostri giovani attori, che hanno in tal modo la giusta ricompensa per i loro sforzi e la possibilità di mostrare a tutti il proprio talento. Recitare di fronte a un pubblico aumenta la sicurezza in se stessi, il credere nelle proprie possibilità, la voglia di farcela nonostante gli ostacoli di partenza.

Non di rado è accaduto che dopo aver partecipato a uno spettacolo in teatro, alcuni dei partecipanti al laboratorio di Logoteatroterapia abbiano poi espresso il desiderio di continuare a lavorare sul palco. Si sono iscritti a scuole o laboratori vicino alla propria abitazione, superando l'iniziale vergogna grazie al fortissimo desiderio di recitare ancora. Tuttora mi invitano ai rispettivi spettacoli e alcuni di loro sono diventati davvero bravi. Hanno scoperto nel teatro una passione, una strada in cui esprimersi ed essere se stessi, un luogo in cui nessuno è perfetto ma tutti possono essere protagonisti, perché i talenti di ciascuno sono accolti e valorizzati.

12.1 Leggiamo insieme il copione

Una volta scelto l'argomento da mettere in scena, e assegnati i personaggi ai partecipanti, nella Logoteatroterapia si procede con piccole improvvisazioni in cui gli attori stessi creano la drammaturgia. Il gruppo recita improvvisando la scena, seguendo passo passo le mie indicazioni, che vengono velocemente trascritte da uno sceneggiatore, trasferendo pertanto su carta le azioni sceniche, l'espressività, le battute dei personaggi.

In un secondo momento questo abbozzo di una o più scene viene da me corretto, migliorato e ampliato, fino a restituire ai giovani attori il copione, la settimana successiva. I protagonisti di quella scena sanno pertanto che sono stati loro stessi a crearla, e spesso ripeto loro che "Come tutte le opere d'arte, prima non c'era, e adesso c'è grazie a voi". Ora non resta che leggere insieme il copione per imparare a memoria la parte.

La lettura si fa tutti insieme, con il supporto del teatroterapista o logopedista che sorregge le eventuali cadute, affinché i partecipanti non si sentano frustrati. Il bambino legge con tutti soltanto se sta frequentando almeno la seconda classe della scuola primaria. In caso di bambini più piccoli, saranno gli adulti a leggere loro il testo, stimolando in tal modo la memoria uditiva e di lavoro e associandola a prosodia e espressività per trattenere meglio le battute.

Tutti i testi teatrali non sono di facile lettura: al loro interno presentano almeno tre tipologie di carattere differenti, che rimandano a tre diversi significati e determinano se leggere a voce alta o meno quell'elemento.

Nel copione ci sono le didascalie, solitamente scritte in corsivo, che esprimono l'azione scenica: ciò che l'attore fa e non quel che dice (ad esempio: *Andrea passeggia nervosamente avanti e indietro, torcendosi le mani*).

Nella Logoteatroterapia appaiono i nomi degli attori, non quelli dei personaggi, che implicherebbero un ulteriore passaggio cognitivo, a volte non funzionale all'apprendimento che intendiamo perseguire. Il nome solitamente viene scritto in grassetto, e indica chi è a pronunciare la battuta. Dopo la didascalia riportata in precedenza, ci sarà il nome dell'attore, Andrea (solito nome di fantasia), seguito dai due punti. Andrea, pertanto, si prepara a pronunciare ciò che segue questi ultimi. Infine ci sono le battute che gli attori devono recitare, scritte in carattere normale, con virgole, punti e punti e virgola a indicare le pause e i momenti in cui l'attore può riprendere il respiro (ad esempio, **Andrea:** Ma quanto ci mette, mi sono stufato di aspettare!).

L'attore che si trovi a leggere il copione deve perciò comprendere il significato degli elementi a seconda della modalità grafica in cui sono scritti, selezionare quel che deve pronunciare da ciò che deve solo leggere con gli occhi, enunciare le proprie battute a voce alta, in maniera intelligibile per tutti e con la corretta intonazione dovuta all'emozione espressa in quel momento.

In ultimo, la lettura teatrale rende immediatamente viva la differenza tra discorso diretto e discorso indiretto, con cui i partecipanti si scontreranno spesso a scuola nelle ore di italiano. Nel momento in cui si decide la storia da mettere in scena, essa viene raccontata (esempio: la mamma chiese a Cappuccetto Rosso di andare dalla nonna). Ma appena ci mettiamo a recitarla e successivamente a leggerne il copione, ecco che quel che era discorso indiretto si trasforma in diretto (**Mamma:** Cappuccetto, per favore, potresti andare a trovare la nonna?).

Questo è solo un piccolo esempio del gran numero di abilità che ci si ritrova a esercitare nella sola azione di leggere un copione.

12.2 Attiviamo le facoltà mnemoniche

Una volta redatto il copione, gli attori devono ovviamente memorizzarlo. Dopo averlo letto tutti insieme, come spiegato nel precedente paragrafo, si passa direttamente a provare la scena, così da esercitare la memoria cinestetica e quella uditiva. Non dimentichiamo che la creazione di ogni scena è stata realizzata insieme agli attori. Nessuno sceneggiatore si è seduto a tavolino a redigere il copione autonomamente. Tutti i partecipanti del laboratorio sono protagonisti indiscussi della *performance* finale in tutte le sue fasi: ideazione, scrittura, recitazione.

Cominciamo a provare, dunque. Ciascun attore non può ricordare tutti gli elementi della battuta già dalla prima volta. Solitamente ha trattenuto nella memoria a lungo termine più che altro l'aspetto motorio della *performance,* almeno al cinquanta per cento. Di conseguenza ciascuno guarda una delle terapiste deputata a suggerire la propria battuta.

Interessante fu il lavoro svolto con i bambini che nel 2019 recitavano Cenerentola in *C'era una volta... a teatro*[45]: erano in sette e a ciascuno avevo affidato un differente adulto di riferimento, per il sostegno mnemonico durante le prove. Di conseguenza, ciascuno dei piccoli attori doveva ricordare, riconoscere e comprendere il più velocemente possibile l'aiuto del proprio punto di riferimento, differente da quello degli altri.

Durante la prima prova probabilmente sarà necessario suggerire all'attore l'intera frase, corredata da espressività e gestualità. Nella prova successiva sarà sufficiente fornire l'*incipit* della frase. Quindi solo la prima parola, fino ad arrivare al momento in cui l'unico suggerimento di cui l'attore avrà bisogno sarà l'espressione del viso e il gesto iniziale, senza alcun elemento verbale. Man mano che il suggeritore diminuisce gli elementi che fornisce all'attore, questi aumenta il bagaglio che ha immagazzinato nella memoria a lungo termine, fino a non aver più bisogno di alcun adulto a sostegno della sua interpretazione.

45 In *C'era una volta... a teatro* portammo in scena con i più piccini alcune fiabe classiche: *I tre porcellini, Giacomino e il fagiolo, La bella addormentata nel bosco, Il brutto anatroccolo, il Gatto con gli stivali, Cenerentola.*

L'attore però sa bene che una volta sul palco di fronte al pubblico, potrà sempre rivolgersi ai suoi "angeli custodi" disposti in punti strategici dello spazio scenico, se l'emozione dovesse giocargli lo scherzo di far scomparire per un attimo il lavoro fatto. Ecco allora che basterà riprodurre l'espressione del viso e il gesto per riattivare la sua memoria e farlo proseguire in completa autonomia.

12.3 Il copione come esercitazione linguistica

Come già esposto in precedenza, alcuni dei pazienti con difficoltà linguistiche di varia natura pongono tale attenzione sull'aspetto morfosintattico del linguaggio (la formazione delle frasi, l'attinenza del verbo, la ricerca del vocabolo corretto, l'uso di articoli e proposizioni, la concordanza dell'aggettivo al nome a cui si riferisce) da ridurre invece al minimo la gestualità e la mimica facciale nell'attività comunicativa. Pertanto con la Logoteatroterapia andiamo a lavorare esattamente su questo aspetto, cercando di riempire una zona solitamente rimasta in ombra.

Il lavoro svolto con Giacomo (ennesimo nome fittizio), di cui rimando alle pagine seguenti, è invece esattamente l'opposto. Il ragazzo utilizza tantissimo il corpo per comunicare, complice la mimica eccezionale di cui è dotato, a discapito di una impressionante carenza nel linguaggio verbale. Ho quindi utilizzato la scrittura teatrale per stimolare quest'ultimo aspetto. Vediamo come.

Diario di laboratorio. Lavoro con Giacomo.

Giacomo è formidabile come attore. Sono anni che partecipa a tutti gli allestimenti degli spettacoli, riscuotendo sempre un enorme successo grazie alle non comuni doti mimiche, ironiche, trasformistiche. Spesso coglie al volo il significato intrinseco dei miei insegnamenti teatrali e li fa suoi con una velocità impressionante. Trovandosi a utilizzare il linguaggio in maniera ridotta, ha sviluppato capacità comunicative corporee non comuni.

In questi anni, per ogni spettacolo nel quale ha recitato, gli ho sempre fornito il relativo copione, che lui ha di volta in volta studiato scrupolosamente. Eppure non avevo mai pensato di soffermarmi proprio su questo supporto, slegandolo dalla contingenza della messinscena e utilizzandoli altresì come puro esercizio di comprensione di un testo scritto. Meglio tardi che mai, direbbe qualcuno. Eccoci dunque all'opera.

Siamo quattro adulti nella stanza, nell'ora che precede il laboratorio di Logoteatroterapia vero e proprio. Seduti a tavolino, dopo aver illustrato che un copione teatrale è fatto da titolo, personaggi, azione scenica e battute, invito ciascuno degli astanti a inventarne uno brevissimo, in cui solo due personaggi debbano compiere un'unica azione e pronunciare al massimo quattro battute.

Giacomo mostra enormi difficoltà nel mettere su carta una qualsivoglia scena, seppur breve. Non insisto. Dopo vari minuti, lo invito a recitare con l'ausilio di un'altra attrice la breve scena scritta da me, in cui Cappuccetto Rosso incontra il lupo nel bosco. Eccolo nel suo elemento: la sua recitazione è divertente, briosa, spumeggiante. Più volte gli chiedo di rileggere le poche frasi elaborate, perché comprenda sempre meglio che sta recitando il testo scritto, sta dando vita alle parole segnate sul foglio. Mi sembra che abbia compreso. Terminiamo il lavoro e ci dirigiamo verso la stanza più grande, pronti a incontrare gli altri adulti che partecipano al laboratorio e a giocare al teatro con tutti.

La settimana seguente, richiamo alla sua memoria ciò che avevamo vissuto. Fatica a ricordarsene, e una volta che comprende a quale lavoro mi riferisco, mi comunica che per lui è troppo difficile. Gli suggerisco di non scoraggiarsi, e di non sottovalutare le proprie risorse. Ci mettiamo di nuovo seduti a tavolino, proviamo a inventare di nuovo quattro copioni partendo dal nulla. Stavolta riesce, con piccoli suggerimenti, a produrre una piccola scena in cui due personaggi di film horror (dei quali è molto appassionato) si sfidano in un dialogo tanto assurdo quanto divertente. È contento e mentre scrive ride da solo della propria creazione, probabilmente sta immaginando i due mostri sfidarsi a duello. Anche noialtri scriviamo nuove scene, composte come la volta precedente da titolo, personaggi, azione e poche battute; appena terminato ci scambiamo le opere, apprestandoci a recitare ciascuno il copione dell'altro. Quando mi trovo a interpretare la scena dei mostri, insieme a un altro attore, Giacomo ride, si diverte, arriva perfino a correggere la nostra postura per farci assomigliare ancora più ai personaggi che aveva in mente.

La settimana successiva non afferma più che trova difficile questo lavoro. Anzi, ricorda alla perfezione sia la sua opera che quella degli altri. Possiamo dunque passare allo *step* successivo, ovvero fare il contrario, per rinforzare ancor più le competenze acquisite. Stavolta un attore e io reciteremo direttamente una scena brevissima, riguardo alla quale ci siamo appena messi d'accordo. Giacomo dovrà osservarla con molta attenzione per poi trasferirla sotto forma di copione sul foglio bianco che ha davanti. Iniziamo dunque. Io e Riccardo improvvisiamo due personaggi, una signora e un ragazzo, che aspettano l'autobus, vi salgono sopra e scambiano poche parole. Giacomo osserva, comprende l'ambientazione e i personaggi, ma non le battute. Ripetiamo tutto una seconda volta, rallentando di molto l'azione e l'eloquio, esasperando gesti e mimica facciale affinché sia maggiormente comprensibile il messaggio trasmesso. Infatti, stavolta il nostro osservatore ha compreso tutto e non ha alcuna difficoltà a trasporre sul foglio la drammaturgia di quanto accaduto. In ultimo aggiunge il titolo: *Sull'autobus*. Appena ha terminato, lo esorto a creare una piccola improvvisazione con l'attrice, che io dovrò scrivere sul mio foglio. Ne è molto contento, inventa una *gag* divertente in cui due agenti segreti stanno cercando un ladro in un vicolo scuro. Gli chiedo di mostrarmela una seconda volta, poi la trascrivo. E quando gliela presento, la legge scrupolosamente ed è davvero soddisfatto di quel che ho scritto. Ma l'oretta a nostra disposizione è terminata a dobbiamo salutarci.

Ormai il protagonista di tutto questo lavoro non solo vi è entrato perfettamente, ma trova soddisfazione nel farlo, nell'ideare e poi scrivere, e dunque rappresentare o veder rappresentate, le proprie idee. Quindi possiamo compiere un ulteriore passo in avanti: sleghiamo dal contesto i quattro elementi principali.

Prendo quattro fogli bianchi. Sull'intestazione del primo scrivo: titolo; del secondo: personaggi; del terzo: azione; del quarto: battute. Quindi li capovolgo in modo che non si legga ciò che ho scritto e li mescolo. Ciascuno di noi dovrà pescare un foglio a caso e scrivere almeno dieci esempi della categoria che vi trova sopra. Al nostro capita la categoria "titolo", e subito si impegna a scrivere tutti quelli che gli vengono in mente. Una volta letti, mi accorgerò che qualcuno è una semplice rielaborazione di titoli di film famosi, ma va bene lo stesso. Giacomo ha saputo ritrovare nella sua memoria titoli di altro genere e li ha utilizzati nel contesto dato, riadattandoli allo scopo. Una volta che tutti abbiamo portato a termine la consegna, leggiamo insieme gli esempi delle varie categorie, trovandoli divertenti e spiegando quelli che Giacomo non conosce, come il personaggio della gattara.

La settimana successiva il nostro lavoro va avanti. Nei soliti quattro fogli bianchi disegno a matita dei riquadri. Il primo è in alto al centro, dove occorrerà scrivere il titolo dell'opera. Il secondo e il terzo poco più in basso, allineati a sinistra: saranno lo spazio del primo e del secondo personaggio. Poi un altro riquadro centrale, largo circa metà dell'intera pagina, dove apporre l'azione scenica; in ultimo quattro piccoli riquadri allineati a sinistra, dove troveranno spazio le quattro battute dei personaggi.

Ognuno di noi sceglie una categoria da riempire. Prendiamo un foglio ciascuno e scriviamo chi il titolo, chi i personaggi e così via. Io scelgo di ideare le battute, Giacomo sceglie i personaggi.

Ci passiamo i fogli in senso antiorario. Ora il foglio che mi capita non è più bianco. La persona prima di me ha riempito un campo. Pertanto io devo riempire il mio tenendo conto di ciò che c'è già scritto. Una volta fatto, passiamo nuovamente il foglio. Ora mi trovo con un copione in cui già due campi sono riempiti (ad esempio titolo e azione), e la mia ideazione delle battute ha minori possibilità di spaziare. Infine, nel terzo passaggio di fogli, scrivo per l'ultima volta le battute nell'unico riquadro rimasto vuoto, e dovendo considerare il titolo, l'azione e i personaggi già inseriti dagli altri, ho davvero poche scelte da compiere.

Il lavoro prende una ventina di minuti. Ciascuno di noi deve ideare, leggere, fare delle scelte, trasferire sul foglio le proprie intuizioni. Lavoriamo con grande calma e concentrazione. Giacomo non mostra alcuna difficoltà, comprende e scrive negli stessi tempi degli altri, e alla fine le idee di tutti sono assolutamente adeguate, mescolandosi fino a formare quattro scene armoniche, ben organizzate, comprensibili e pronte per essere recitate.

La settimana successiva, a causa di un imprevisto, dobbiamo svolgere un'altra attività, quindi riprenderemo il lavoro sulla scrittura drammaturgica due settimane più tardi. Questo lasso di tempo è stato come un colpo di spugna nella lavagna della sua memoria. Giacomo ricorda sì gli argomenti trattati (titolo, personaggi, azione e battute) ma trova enormi difficoltà a ideare qualcosa di suo, come accadeva agli inizi. Quindi, per sbloccare la sua memoria, prendo tre fogli bianchi. Su ciascuno scrivo un titolo diverso. Lui immagina immediatamente i personaggi relativi (*Nel castello*: principe e maggiordomo; *Aiuto! Non mi uccidere!*: presidente e assassino; *Una gita in campagna*: un uomo e un orso), ma subito dopo resta bloccato, non sa come andare avanti. Gli spiego il significato della parola gita, che non conosce, e gli ricordo che ora deve ideare l'azione scenica. Con un grande sforzo di concentrazione riesce a immaginare l'uomo che cammina in campagna, poi si ferma per mangiare i panini che si è portato, e l'orso che gli si avvicina attratto dal loro profumo. È ora il momento di ideare le battute che i due si trovano a pronunciare trovandosi l'uno di fronte all'altro. Giacomo è dotato di impressionante capacità mimica, con cui mostra il rapporto che si instaura tra l'uomo e l'orso affamato, ma la difficoltà sta proprio nel trasformare in parole e frasi, ovvero linguaggio verbale, la scena che ha recitato solo con gesti e mimica facciale. Procediamo dunque con calma, scomponiamo la scena pezzetto per pezzetto: l'uomo che sta per addentare il panino cosa potrebbe dire? "Sono affamato… buono!". Benissimo, andiamo avanti. Con l'orso è più facile, Giacomo ne trascrive solo i ruggiti, lasciando all'uomo il grosso delle parole pronunciate. Tutto questo lavoro è per lui un grande sforzo, che necessita di quasi tutta l'ora a nostra disposizione, però quando alla fine gli chiedo di leggere ad alta voce il risultato di tutte queste fatiche, Giacomo recita le due parti con grande entusiasmo, riuscendo finalmente a sorridere, trovando soddisfazione in ciò che sta facendo. Non c'è tempo per svolgere anche la scena ambientata nel castello e quella dell'assassinio, le realizzeremo la prossima volta.

Nell'ora successiva ci troviamo anche con altri allievi. Dobbiamo parlare del testo da mettere in scena. Propongo loro di recitare alcuni brani de *Il Mercante di Venezia* di Shakespeare, e proprio tutto questo lavoro già svolto con Giacomo mi viene in aiuto. Infatti quest'ultimo comprende immediatamente il titolo, i personaggi, l'azione scenica, tanto da aiutarmi nella spiegazione del testo, improvvisando con me una brevissima scena di uno strozzino che presta a un pover'uomo dieci euro, e ne pretende quindici il giorno dopo.

Sulla percezione temporale
Diario di laboratorio con adolescenti

Ieri c'era sciopero dei mezzi a Roma e così ho chiesto ai ragazzi come fossero riusciti ad andare a scuola, e quanto tempo ci avessero impiegato. Da questa semplice domanda è venuta fuori una loro percezione del tempo assolutamente sconclusionata.

Giuseppe (nome di fantasia, come per tutti gli altri): Sono andato a piedi. Ci ho messo tre minuti.

Io: Giuseppe, conosco la distanza fra casa tua e la scuola. Non è possibile, pensaci meglio.

Giuseppe: Okay, allora ci ho messo 50 minuti.

Giuseppe ne parla come se fosse minima la differenza tra 3 e 50. Viola dice che forse, anche lei a piedi, ci ha messo mezz'ora, oppure un quarto d'ora... E via di questo passo. Anche gli altri ragazzi mostrano difficoltà nel percepire la durata delle loro azioni. Cambio subito il programma che mi ero prefissata per quel pomeriggio, e comincio a fare delle domande in cerchio. Quali sono azioni lunghe? Quali sono azioni brevi? Qui Antonio ci fa morire dal ridere perché dice "Fare la pipì" tra le azioni brevi. Poi dico io un'azione e loro, a turno, devono decidere se è breve o lunga, ad esempio: scartare una caramella, bere un caffè, andare in treno da Roma a Milano, costruire una casa... E così via. Tranne rare eccezioni riescono bene a concentrarsi e a rispondere adeguatamente. In ultimo chiedo loro di entrare in scena e recitare, senza parlare, un'azione breve. Inutile dire che Antonio reciterà proprio il fare la pipì, mentre Giuseppe il semplice prendere un oggetto, Ada accendere il televisore... Tutti hanno compreso in teoria e recitato in pratica le azioni brevi.

Sul gesto che prelude alle prassie e al linguaggio.
Diario di laboratorio con adulti

Lavoro con Guido e Alessandro (nomi immaginari). Il primo ha notevoli cadute sull'aspetto motorio, grossolano e fine, è goffo e impacciato, e anche il suo eloquio ne risente. Il secondo è ipoacusico, molto chiuso in se stesso, parla pochissimo, non sfrutta adeguatamente le protesi, è poco interessato all'ambiente che lo circonda.

Cominciamo con il gioco dello specchio: uno di fronte all'altro, a un braccio di distanza, devono guardarsi negli occhi e ripetere accuratamente i medesimi movimenti, come se uno dei due si trovasse di fronte alla propria immagine riflessa e vedesse esattamente se stesso. Alessandro non ha alcuna difficoltà, a differenza di Guido, che comunque si impegna e riesce a mantenere abbastanza il contatto oculare e a seguire i movimenti. Dopo qualche minuto, per farli lavorare ancor più sull'attenzione selettiva, mi metto a fare versi, facce buffe e movimenti scomposti, cercando di farli ridere. I due restano impassibili, continuando a lavorare come se io non ci fossi. Terminato l'esercizio faccio loro molti complimenti, e propongo di fare i disturbatori mentre io e una collega facciamo il gioco dello specchio. Guido e Alessandro accettano volentieri, e devo dire che sono molto più bravi di me: fanno movimenti talmente esilaranti che riesco a mantenere l'attenzione solo per pochi minuti, e poi scoppio a ridere.

Siamo quindi in un clima allegro e rilassato: propongo agli allievi un nuovo gioco, in cui ciascuno di noi deve ricordare un gesto qualsiasi del compagno che lo precede e produrne uno nuovo. Visto che siamo in quattro, il primo farà un solo gesto, il secondo due, il terzo tre e così via. Sono entrambi bravissimi, e mi stupisco di Guido, il quale non solo ricorda accuratamente i gesti fatti prima del proprio turno, ma riesce a inventare un nuovo movimento a ogni sequenza. Pertanto decido di alzare un po' il tiro: ci mettiamo seduti, in modo da essere maggiormente rilassati. Chiedo loro di realizzare adesso una sequenza di gesti che siano concatenati l'uno all'altro. In poche parole, una sequenza di prassie, a differenza di prima che erano tutti gesti casuali e spesso senza significato. Inizio fingendo di prendere un bicchiere. Subito Guido mi segue, lo porta alla bocca e beve. La collega che partecipa con me, aggiunge l'afferrare una bottiglia con l'altra mano. E Alessandro, dopo aver preso il bicchiere, bevuto, afferrato una bottiglia con la sinistra, scuote la bottiglia e il bicchiere immaginari, assume un'espressione da ubriacone e chiede a gran voce: "Scusi! Voglio bere ancora! È vuoto!". Rimango sorpresa: non solo abbiamo creato una piccola sequenza mimica e gestuale di senso compiuto, ma Alessandro (spontaneamente, senza alcuna richiesta preventiva) ha aggiunto alla piccola storia una battuta finale, con tanto di espressività e voce proiettata. Il movimento del corpo ha innescato in lui la produzione spontanea del linguaggio.

Sul contatto oculare e lo stare in gruppo
Diario di laboratorio con adulti

Giulio (nome inventato) è uno dei pazienti che partecipano al laboratorio. È affetto da una grave forma di disabilità intellettiva. Spesso oppositivo, non riesce a sostenere lo sguardo dell'altro, rifiuta di essere toccato e non riesce a tollerare troppe persone nella stessa stanza con lui.

Durante le prime settimane in cui partecipa al laboratorio di Logoteatroterapia, gli permetto di stare seduto da una parte e osservare soltanto. Gli altri ragazzi lo salutano, lui spesso si gira dalla parte opposta. Riesce tuttavia a rimanere nella stanza insieme a noi. Nelle settimane successive ottengo che si sieda in cerchio con gli altri. Comincia ad alzare lo sguardo e sostenere il nostro per qualche secondo. Impara i nomi, saluta, a volte sorride. Segue le piccole attività realizzate in cerchio, comprende il rispetto del turno di gioco. Riesce a seguire e a identificare il momento in cui tocca a lui. Pian piano allunga i tempi d'attenzione e di tolleranza alle frustrazioni, compie brevi camminate nello spazio fermandosi al segnale prestabilito. Di settimana in settimana è sempre più inserito nel lavoro e nel gruppo dei pari, finché gli chiedo di entrare nell'area deputata a spazio scenico e non si oppone.

Con grande soddisfazione da parte di tutti, comprende dove si trovi il punto di partenza, esegue una breve camminata per raggiungere il centro della scena, si gira verso il pubblico e riesce a guardare ciascuno negli occhi, sostenendo contestualmente lo sguardo degli altri. Una volta terminata l'azione da me richiesta, si gira ed esce dalla parte opposta, quella che abbiamo identificato come il punto finale della *performance*. Un grande applauso sancisce la fine della sua esibizione e per la prima volta Giulio tollera l'energia liberata dal gruppo.

Dalla settimana successiva, a suo modo e con piccole azioni, riuscirà a partecipare a quasi tutti i giochi proposti, fino a recitare insieme a me una brevissima scena in cui facciamo finta di essere personaggi diversi dalla nostra realtà.

Sui rapporti con gli insegnanti e l'inversione di ruolo
Diario di laboratorio con adolescenti

Lorenzo (nome immaginario) oggi ci porta a conoscenza di una fastidiosa situazione scolastica, una dinamica che ormai si è creata con un suo insegnante, che non riesce a interrompere o deviare su strade alternative. Ecco che il teatro ci viene in aiuto: tramite l'improvvisazione, tutto il gruppo si trova a rappresentare drammaticamente la dinamica da lui esposta, e il protagonista della storia si troverà a fare proprio la parte del professore che non sopporta. Calandosi nei panni dell'altro, è più facile comprendere ciò che lo spinge ad agire come agisce. Ripetiamo la scena una seconda volta, stavolta il nostro protagonista interpreta se stesso e cerca di trovare un canale per comunicare il suo disagio al professore. Infine, grazie anche all'aiuto del pubblico che ha visto il tutto da fuori e ha analizzato la scena, le azioni e i personaggi, dialoghiamo e troviamo tutti insieme una strategia convincente per poter gestire al meglio la relazione. Anche gli altri ragazzi intervengono portando le proprie analoghe esperienze, stati d'animo similari e suggerimenti sulla gestione dei rapporti scolastici. Tutto questo grazie alla messinscena del vissuto di Lorenzo, condivisa nel gruppo per essere poi narrata, vissuta e analizzata tramite l'improvvisazione teatrale.

Sull'inizio delle storie
Diario di laboratorio con bambini

Oggi propongo una favola da mettere in scena, ne sono entusiasti. Dopo averla narrata più volte, permetto loro di scegliere il personaggio che desiderano interpretare, ma prima di iniziare a recitare mi fermo un attimo e chiedo ai miei giovani attori qual è il principio della storia. Mi rispondono citando l'evento che scatena l'azione, ma non è quello l'inizio. Mi accorgo quindi, una volta di più, che stavo procedendo seguendo il mio ritmo e non il loro, e che è necessario fermarsi e fare luce sulle eventuali zone d'ombra.

Ci sediamo a terra, chiedo ai bambini di raccontare loro la favola a me. Per ogni episodio che narrano, chiedo perché sia accaduto, quale sia l'origine degli eventi. Pian piano, procedendo a ritroso, arriviamo al vero punto d'inizio, con grande soddisfazione da parte di tutti. I bambini sono pertanto riusciti a focalizzare il punto di partenza non per merito della comunicazione esterna, dall'alto, di un adulto, ma grazie all'aver messo in moto le proprie capacità rappresentative della sequenza di eventi e dei nessi o le conseguenze che intercorrono tra questi ultimi.

Conclusioni

La Logoteatroterapia non dà nulla per scontato o già acquisito, non ha fretta di realizzare lo spettacolo perché al centro dell'esperienza c'è l'individuo, non la *performance*. Si prende il lusso di compiere pochi e brevi passi alla volta per non stressare i giovani attori, e soprattutto per verificare che abbiano compreso, interiorizzato gli *items* sui quali stiamo lavorando, tanto da trasporli nella propria vita quotidiana, a scuola, in famiglia, nelle attività sportive, artistiche, ludiche.

La mia esperienza di quasi venticinque anni nell'utilizzo del teatro per migliorare la vita di chi entra a far parte dei miei laboratori è stata ricchissima, forte, sbalorditiva. Ho conosciuto la potenza del teatro in contesti educativi e riabilitativi sperimentandola sul campo, vedendo con i miei occhi, sentendo con le mie orecchie, toccando con le mani e abbracciando con tutto il corpo. Se qualcuno mi avesse detto vent'anni fa che avrei scoperto tutto questo, forse non gli avrei creduto. Il teatro mi ha insegnato e continua a insegnarmi ancora oggi quanto può essere efficace, a volte addirittura decisivo, nella vita di ciascun essere umano. Queste poche pagine sono il mio primo tentativo di fissare (*scripta manent*, come dicevano i latini) questa meravigliosa scoperta, affinché altri possano farla propria afferrando l'infinita bellezza che essa nasconde.

Naturalmente questo volume non è definitivo. Inoltre non è stato affatto semplice trasporre sulla bidimensionalità della pagina la grandezza delle esperienze che ho avuto la fortuna di vivere in prima persona, fatte di emozioni talmente forti che è davvero difficile comunicarle con il solo ausilio della parola scritta.

A ogni modo, spero di essere riuscita almeno in parte a trasmettere il valore di questo splendido strumento e la vita che è in grado di far fiorire.

A tutti voi, auguro buon lavoro.

Ringraziamenti

Desidero ringraziare profondamente il Centro di Audiofonologopedia di Roma.

Il continuo e sempre proficuo confronto con le eccezionali professionalità che vi operano, ha costituito da più di vent'anni le fondamenta, il riferimento, lo stimolo che hanno portato a questo volume.

Ringrazio pertanto l'équipe dei medici, le terapiste, le psicologhe.

In ultimo, un sentito ringraziamento non può che essere rivolto ad Aldo e Lea Pacifici.

Se non avessero sempre creduto nella potenza terapeutica del teatro, non sarebbe nata questa magnifica esperienza.

Andrea Camilleri, *L'ombrello di Noè. Come si diventa scrittori a teatro,* Rizzoli 2002.
Tonino Conte, Lele Luzzati *Facciamo insieme teatro,* Laterza 2001.
Luigi Dotti, *La forma della cura,* Franco Angeli 2013.
————, *Storie di vita in scena,* Ananke 2006.
Dario Fo, *Manuale minimo dell'attore,* Einaudi 1987.
Edoardo Giusti, Luisa Passalacqua, *Guarire con le arti drammatiche,* Sovera 2008.
Robert Landy, *Drammaterapia. Concetti, teorie, pratica,* Edizioni Universitarie Romane 1999.
Silvia Magnani, *Il bambino e la sua voce,* Franco Angeli 2009.
Luigi Marotta, Pamela Varvara, *Le funzioni esecutive dei DSA,* Erickson 2013.
Salvo Pitruzzella, *Manuale di teatro creativo,* Franco Angeli 2004.
Annalisa Risoli, *Disprassia in età evolutiva e riabilitazione,* Carocci Faber 2016.
Giacomo Rizzolatti, Corrado Sinigaglia, *So quel che fai. Il cervello che agisce e i neuroni specchio,* Raffaello Cortina Editore, 2006.
Gianni Rodari, *La grammatica della fantasia,* Einaudi 1997.
Letizia Sabbadini, *La disprassia in età evolutiva: criteri di valutazione ed intervento,* 2006 Ed. Springer.
Giorgia Salemi, *Oralismo e Metodo Verbo Tonale. Dispense per il corso di laurea in Logopedia,* Università La Sapienza 2014.
Marina Savoia, Giorgio Scaramuzzino, *Tutti giù dal palco,* Ed. Salani 1998.
Leonardo Spina, *Anime col naso rosso,* Armando Editore, 2006.
Viola Spolin, *Esercizi e improvvisazioni per il teatro,* Dino Audino 2005.
Konstantin Stanislavskij, *Il lavoro dell'attore su se stesso,* Laterza 1968.
Bessel Van Der Kolk, *Il corpo accusa il colpo,* Raffaello Cortina 2014.

Finito di stampare da
Services4Media Srl
viale Caduti di Nassirya, 39
70124 Bari

Made in United States
Troutdale, OR
11/03/2026

56844366R00069